小女人的氣血診療室

讓妳即使素顏，也能美到發光！

宸羽　著

若把生命比作是一棵樹。
無論樹生長在何處，都需要空氣、陽光和水。
而氣血就是滋養生命之樹的陽光雨露。
女人學會調理好自己的氣血，
那麼妳的生命之樹才會枝繁葉茂、令人稱羨。

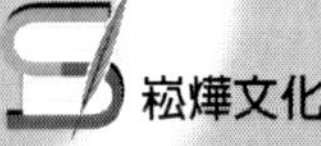

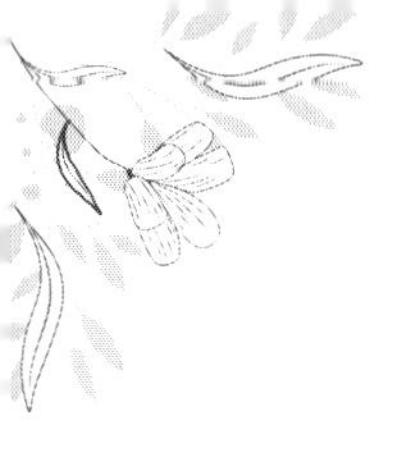

目錄

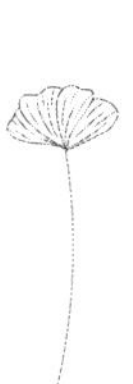

目錄

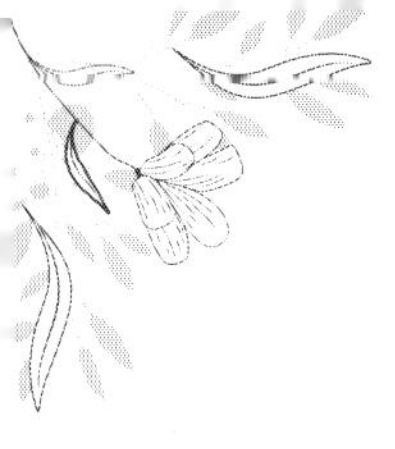

第四章　腎氣是生命之源，腎氣足的女人命更好

第五章　「女七」是女人的養生節律，養氣血注重七年之「養」

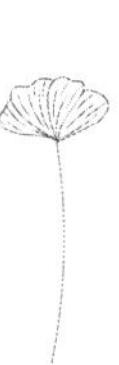

目錄

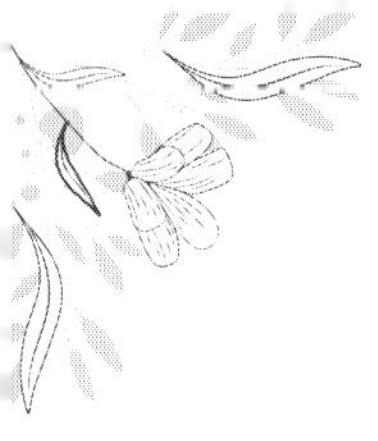

第八章　婦女病傷氣血，益氣養血療法為女人美麗增加砝碼

附錄：悉數女人十二經脈中的氣血保健要穴

目錄

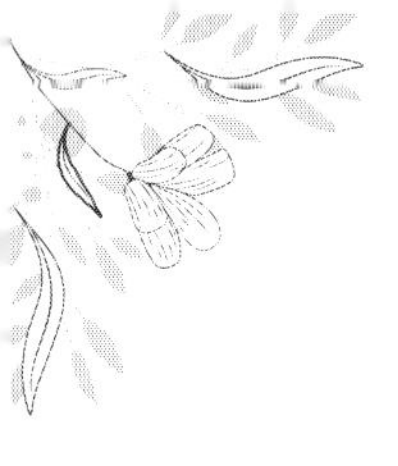

前言

找到解密女人的那把鑰匙

我小的時候，身體很不好，胃口也不好，吃不下飯。我的媽媽總在為這件事操著心。直到後來，青春期的時候，我一個人獨自在外面生活，看看同學們的胃口都很好，吃飯吃得香，再加上離家在外無人照顧，也沒有人嘮叨了，於是自己也跟著開始大口吃飯、大碗喝酒。

等到自己做媽媽的時候，我就特別注意這個問題。在懷孕之前，我就開始補充各種營養，結果我的孩子生下來後，體質、胃口都比小時候的我還要好，但還是不夠理想。

兩年前，我的侄女也懷孕，做媽媽了。從準備懷孕半年前開始，侄女天天出去鍛鍊身體，補充葉酸和鈣片，現在她的孩子胃口特別好，精力旺盛，從小體格健壯得很。

我時常在想，為什麼同樣是做媽媽，三代人生出來的孩子就那麼不一樣呢？除了物質條件得受限外，剩下的就是媽媽自身的問題了。像我媽媽和我自己，在懷孕之前月經總是時前時後，雖然月經量沒有變化，但這種情況下懷孕的話，生出的孩子會先天的脾

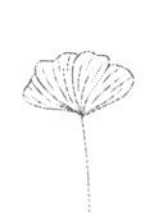

前言

胃虛弱、胃口很差。

中醫認為，脾胃是後天之本，脾胃好，身體才能棒。人出生後需要食物來維持和養育身體，而脾胃主要的功能就是運化水穀精微，生化氣血，以保證人體生長發育的需要。《素問．靈蘭祕典論》記載「脾胃者，倉廩之官，五味出焉。」意思是，脾胃就像人的糧倉管理員，它們把食物按酸、辛、甘、苦、鹹五味去區分，然後輸送到全身，即肝喜酸，脾喜甘，心喜苦，腎喜鹹……五臟六腑的精華都從脾胃那裡得到了，人也就能更健康、更長壽了。

而人的氣血都來源於脾胃消化的水穀精微。氣血充足，則面色紅潤，肌肉豐滿堅實，肌膚和毛髮光亮潤澤，外邪不易入侵，身體不易生病，容光煥發，身體矯健，自然也就健康長壽。反之，脾胃消化失常，氣血化源不足，則會出現面色萎黃，肌肉消瘦，肌膚毛髮枯乾無光澤，外邪極易入侵，體內易發疾病，面色枯槁，髮疏易脫，身形佝僂，多病橫夭。

但是，現在很多女性都不注重保護脾胃，比如說任意的暴飲暴食、挑食偏食，縱情縱慾過度等。舉個例子，如果妳熬夜太多，就會傷害到肝臟，而肝藏血，肝又主目，經常熬夜，眼睛就會通紅，視力下降，那麼就會使人的陰陽、氣血失去平衡，人也就不健康了。

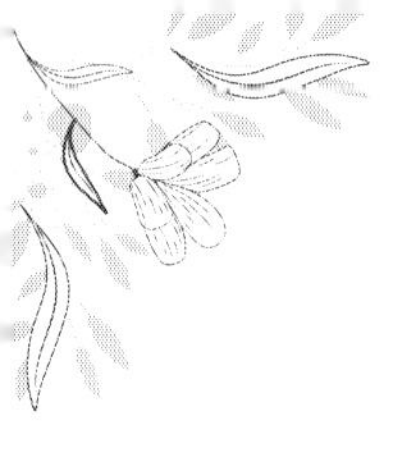

生活中，我常常看到這樣一種人，說話時中氣十足，聲音洪亮而綿長，走路穩健，精神抖擻，這種人一般都活得比較長，因為他的中氣足。中氣足的人體內氣的運行有力，可以化邪、化溼、化寒、化毒、化脂、化瘤、祛百病，即便是吃了一些有害物質，也沒有多大關係，因為身體很快能將它代謝出體外。這就是人們常說的「正氣存內，邪不可干」。

相反的，體內氣虛，說話有氣無力的人，一般身體都不會太好，經常大病小病不斷。這樣的人，即使天天吃無毒無害的食品，也可能由於消化不良，殘渣留存在體內，各種疾病便由此而生。

因此，如果說氣是人體的動力，那麼，血就是這個動力的泉源。如果我們將氣比做汽車的動力，那麼，血就是汽油。氣和血，一陰一陽，氣無形而動，屬陽，血有形而靜，屬陰；氣有溫煦推動的作用，血有營養滋潤的作用；血的生成離不開氣，氣也不能離開血而獨存。這一點對於女人來說，尤為重要。

歸根究柢，這正好驗證了幾千年前《黃帝內經》中提出的「人之所有者，血與氣耳」的著名論斷。

這也正好解釋了很多年來我所沒有思考明白的問題：人之所以會生病，主要是氣血不通。上身不通，堵在乳房這裡，乳房就會出問題，下身不通，堵在髖部，婦科就會出

前言

問題。比如說，有的女人經常在冬天會感到手腳冰涼，其實是氣的運行不暢所致；還有的女人痛經，其實是氣滯所引起的。

這就是我找了很多年都沒有找到的那把鑰匙。

我常常想，女人真是一個奇怪的動物。

愛美麗，愛撒嬌，愛生氣，愛美食，愛一切新鮮好奇的事物。

怕變老，怕變醜，怕黑夜，怕生病，怕一切未知恐懼的事物。

然而，這個奇怪的動物卻是世界上最可愛的動物，她可以靜若處子，也可以動若脫兔。她就像演員一樣，可以像王熙鳳一樣，大刀闊斧、風風火火，讓妳不敢有半步差池，還可以像林黛玉一樣，淚水漣漣，惹人心生憐愛之意。

為什麼同樣的吃飯、同樣的睡覺、同樣的工作，但人的性格不同，身體情況就各不相同呢？這個問題，說起來很複雜。它和每個人生活的習慣、生活環境、工作方式，甚至和父母都有關係。而這些在常人看來，都是未解之謎。

慶幸的是，我終於有機會把這個鎖裡所包含的祕密寫成書，奉獻給大家。本書中，把女人從年輕，到年老，每一個年齡階層，每一個階段的變化，和氣血的密切關係都詳盡的剖析出來。

如果，我們把人的生命比作是一棵樹，那麼氣血就是樹根。無論樹生長在何處，它

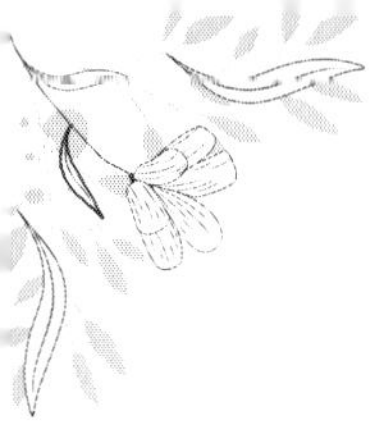

對生長的需求是一樣的，需要空氣、陽光和水。而氣血就是滋養生命之樹的陽光雨露。女人學會調理好自己的氣血，那麼妳的生命之樹才會枝繁葉茂、令人稱羨。

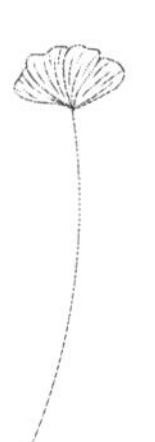

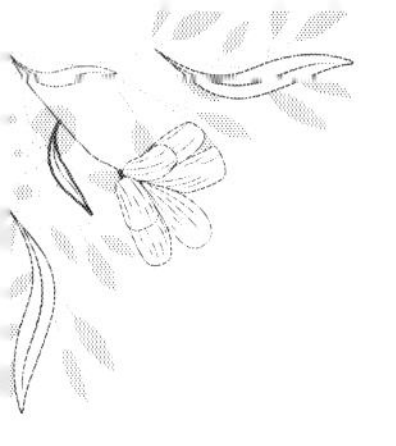

第一章 女人以血為本，養好血女人會美如桃花

「去年今日此門中，人面桃花相映紅。人面不知何處去，桃花依舊笑春風」。這是唐代崔護的一首抒情詩，長久以來一直被後代人所傳誦。每當走在街上時，我們會看見許多滿面春風的美女惹人青睞，人面桃花真是形容得一點也不錯，究竟她們有什麼祕訣呢？

《千金方》中說，女子是以「血」為生命之依託的，所謂「以血為本，以血為用」，一旦血液不夠充沛，就會導致體虛多病。對於女性來說，追求豔麗的面容，窈窕身材，健康的身體，應著重在養血。

每個女人的一生，都需要補血、養血

如果把女人比作魚的話，那血就是水。但這個水，必須是活水，不能靜止不動，而且還必須是乾淨的，不能被污染。有了健康、靈動的血，才會有健康的脾胃，充滿彈性的肌膚，豁達的胸襟，樂觀的生活態度。這樣的日子，試問哪個女人不想擁有呢？

女人見面，除了聊家庭和美食外，聊得最多的就是美容。女人最喜歡聽到的一句話，就是「妳最近的氣色很好」，氣色好，就意味著皮膚白裡透紅，有光澤且漂亮。

如果氣色不好，那麼，臉色就會枯槁晦暗，過早的出現皺紋，臉上的皮膚出現色素沉澱，出現黃褐斑、老人斑等，頭髮也會脫落。

那麼，氣色不好跟什麼有關呢？答案是和氣血有關，氣血充盈暢通，才能身體健康、紅光滿面。

然而，女人由於生理結構的特殊性，和血有著不可分割的關係。從女性進入青春期起，每個月會出現一次子宮內膜脫落出血，這就稱為月經。正常情況下，女性十二到十四歲開始的月經週期並不規則，一到二年後便逐步規則。四十五歲左右月經逐漸停止，停經後的時間稱為絕經期。據調查統計，女性每次月經的流血量約七十五毫升左右，一名女性的月經期按三十年計算，總出血量約為二萬七千毫升（不包括分娩出血），這相當於五點五個體重六十公斤人體內的全部血液量。

懷孕後，子宮裡的小生命正是透過臍帶吸收母體的養分。母親一個人的血，同時供應兩個生命，到了懷孕後期，母體甚至會增加將近百分之五十的血液。

生孩子時，一般母體會出現約有二百毫升以上的子宮生理性出血。若遇難產意外，產婦握發生子宮病理性大出血，耗失血量會更多。所以，過去常把生孩子稱作是「鬼門關」。

新手媽媽給孩子餵奶，奶水看上去是乳白色的，但其實這奶水是從血液中生成而來的。很多新手媽媽奶水不足，除了餵養不當，吸吮次數不夠之外，更多的是血供應不上來。

在過去，很多新生兒生下來後沒有奶，就請奶媽哺乳。奶媽和媽媽雖然只有一字之差，但在某種意義上，她的話還是有一定分量的。新版《紅樓夢》裡有這樣一段場景：寶玉的奶媽叫李嬤嬤。「奶」以子貴，李嬤嬤說話做事就有份量。有一次，薛姨媽請寶玉、黛玉喝酒，李嬤嬤勸阻寶玉喝酒，說「寶玉喝了酒更弄性」，並直呼薛姨媽為「姨太太」。寶玉三杯酒下肚，她又攔阻，黛玉說她幾句，她竟生氣徑直就走了。她曾不顧眾丫鬟勸阻，把寶玉留給襲人、晴雯的酥酪、豆腐皮包子，自行吃了，或是拿回去叫孫子吃了。又把寶玉的一碗楓露茶也給喝了。她宣稱「喝我的血變的奶，吃得長這麼大，如今我吃他一碗牛奶他就生氣了?我偏吃了，看他能拿我怎麼樣。」

和男人相比，女人的一生更應該注重養血、補血。女人由於月經、胎孕、產褥、哺乳均是以血為本，若不注重養血而造成血虛，會影響健康和美容，血虛不能養心，便會產生心悸、失眠等不良症狀。假如血虛不能滋養頭目，會出現頭暈眼花、臉色蒼白、毛髮枯黃等症狀。如果經脈失於滋養，可導致皮膚粗糙、手足發麻、月經不調、性慾冷淡、早衰易老等。因此，早在幾千年前，中醫就宣導「男重氣，女重血」、「婦人以血為本」的原則。

那麼，女人應該怎樣補血、養血呢？

首先，要有樂觀處世、笑對生活的態度，才能讓各器官組織的生理功能發揮到最佳狀態，並提高骨髓的造血能力。

其次，要懂得吃。很多人說，「吃有什麼不會的，剛生下來的孩子都會」。是的，但關鍵妳要懂得如何吃得對。在這裡，我推薦三碗湯（這裡的湯並不僅指菜湯，而是包括水、湯、粥三種，合指「湯」）。

早上起床後，要喝一杯溫水，第一，可以增加體內血液的循環，激發氣血的運行，可以使人精神抖擻，第二，一夜的睡眠，體內的剩餘水分已不足以將血液中的大量毒素從尿液中排出。這一杯溫水，正好有效補充了體內水分的不足，而且還無毒無副作用，是任何藥物、保健品所不能企及的。

喝完水後，就要喝粥了。這個粥，一定不要是白米粥，可以做成五穀雜糧粥。粥除了易於吸收外，更好的作用就是健脾養胃。女人可以透過喝粥，來進行養血、美容、排毒。

在這裡，我推薦大家喝「三紅補血益顏粥」，具體有血糯米五十克、紅棗十個、枸杞十克，紅糖適量。將血糯米淘洗乾淨，用清水浸泡四到六小時後，將血糯米倒入砂鍋，用大火把血糯米煮沸後繼續用中火煮二十分鐘，再加入枸杞和紅棗，中火煮二十分鐘後，改為小火熬一小時。煮好後，放入紅糖，即可食用，此粥有補血、養顏的功效。一定要注意，我用的是血糯米。

血糯米為紅色，入心經，而心主血，具有養肝、養顏、潤膚等功效，適用於營養不良、缺鐵性貧血、面色蒼白、皮膚乾燥及身體瘦弱者食用。在嚴寒且乾燥的冬天，年輕女性不妨適當的食用血糯米，以起到養顏護膚的作用。另外，血糯米可以借助其收斂的功效，輔助治療經血過多症。

吃完這兩樣後，就盡情喝湯吧！經常有很多女性向我諮詢，說月經血色暗紅、甚至發黑有凝塊，一般來說其臉色也很黯淡，唇色淤青或深紅發紫。我說，妳這屬於血瘀。對於這種血瘀患者，我推薦她喝蓮藕排骨湯，只不過做法上要有些講究。

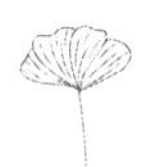

做此道湯的時候，要先燉排骨，等排骨燉得差不多了再放兩勺黃酒，很多人不喜歡黃酒的味道，那就放兩勺常喝的酒也可以。最後下蓮藕，蓮藕煮的時間不能過長，要保持蓮藕的脆性，半生熟就可以了。蓮藕一旦熟透了，活血的效果就差了。這道湯煮出來味道又好，還能活血，所以女人們可以常喝。

有的女人經常感覺頭暈，臉色蒼白，那就是貧血。要我說，貧血就是血流失得太多了，若是平時就多注重吃一些補血的食材，怎麼可能貧血呢！比如說，多喝點菠菜湯或者海帶湯，或者還可以用動物內臟煲湯，做的時候加幾顆紅棗，效果就更好了。

此外，大家還要保持生活的規律性，做到起居有常、三餐有時、食量有度、均衡飲食。常吃富含鐵、蛋白質、銅、葉酸、維生素 B12 等含「造血」原料的食物，諸如動物血、肝、瘦肉、牛奶、木耳、魚蝦、蛋黃、貝類、各種水果、蔬菜等，並遠離菸酒，忌飲濃茶。

就這樣，一年三百六十五天，天天保持的話，妳自然會氣色充足。

按摩耳、頭、臉，女人活血手到擒來

耳朵像極了一個倒置在子宮裡的胎兒，人體上的器官在耳朵上都會有所對應。把耳朵各部位都按摩一遍，就相當於把妳的四肢和五臟六腑都調理了一遍，還能不活血嗎？

妳對自己夠了解嗎？妳對自己的身體夠了解嗎？

這些問題聽起來很奇怪，其實是有一番道理的。比如耳朵，每個人都有，但妳對妳的耳朵又了解了多少呢？

人有七竅，分別是指眼有兩竅、耳有兩竅、鼻有兩竅、口有一竅。從字義上看來，「竅」指的就是洞，可耳朵本來只有一個洞，那又是如何來的兩竅呢？

原來，中醫認為，耳為腎之竅，內通於腦，是人體的聽覺器官。耳與五臟六腑都有關聯，與腎之間的關係尤為密切。腎開竅於耳，心寄竅於耳，脾主升清以充養耳，肝膽之氣會影響耳，所以，耳朵的聽覺能力能夠反映腎、肝、膽等臟腑的功能。

我認識一位老奶奶，今年已經八十多歲，依然精神矍鑠，耳不聾眼不花，看報紙、種菜樣樣都行。如果妳問她有什麼長壽祕訣的話，有一點是可以肯定的，那就是沒事的時候經常按摩耳朵。

人的身上有四百多個穴位，而光是耳朵上竟然有一百八十三個穴位，身體上各個器官，在耳朵上都有相應的反射區域。當人有病時，往往會在耳廓上的相關穴區有反應，出現脫屑、水泡、丘疹、充血、硬結、疣贅、色素沉澱等症狀，人們也會感覺到有壓痛點。刺激這些相應的反應點及穴位，可以緩解相應臟腑器官的病症，有防病治病的作用。

當妳上火而導致牙齒、牙齦腫痛的時候，或者臉上長小疙瘩的時候，可以用拇指和食指揉捏耳垂，耳垂對應於臉部，有很好的治療效果。經常按摩耳垂，還有美容養顏的作用。耳甲腔的上方凹陷叫耳甲艇，對應於人的腹腔，按摩此處有助於消化，並且有強腎健脾的功效。

有人問我，耳朵那麼小，要怎麼按摩呢？是不是有什麼方法呢？

我的意見是，如果妳有特定的地方不舒服，那就專門針對哪個地方按摩。如果沒有，隨便按揉也可以。因為耳朵像極了一個倒置在子宮裡的胎兒，人身上的器官在耳朵上都會有所體現。把耳朵各部位都按摩一遍，就相當於把妳的四肢和五臟六腑都調理了一遍。

具體來說，按摩耳朵可以有以下幾個步驟：

一、摩擦耳輪：以拇指、食指沿外耳輪上下、來回摩擦至耳輪發熱為止。它的作用可以防治感冒，治療失眠、耳聾。

二、摩擦對耳輪：以拇指、食指沿對耳輪上下、來回摩擦至對耳輪發熱為止。這樣可以防治頸、腰、腿痠痛，治療甲狀腺、乳腺疾病。

三、捏拉耳垂：用雙手捏拉耳垂，至耳垂發熱為止。這樣可以輔助治療頭痛、頭昏、健忘、小兒發燒，預防感冒，還有耳聰目明、美容的作用。

除了耳朵外，我們身上還有很多活血的部位，比如頭髮和臉。

頭髮，又稱「三千煩惱絲」，每天掉落在梳子上和手指間的秀髮，成了不少女人的煩惱。中醫認為，「髮為血之餘」，也就是說頭髮是由體內多餘的血液所培育而成。如果人體血液充盈，則頭髮自然濃密。但如果肝腎兩虛、氣血不足，則全身血液循環就疲軟，無力將營養物質輸送到人體站立的最高處——頭頂。頭上毛囊得不到滋養，便會漸漸萎縮，引起頭髮枯燥、斷髮、掉髮等。

所以，與其說妳的頭髮不夠營養，不如說是妳的氣血不足，導致妳的頭髮品質下降。在這裡，我推薦大家透過按摩百會穴、風府穴、風池穴和四神聰來疏通頭部經絡，促進頭部血液循環，從而達到益氣生血、活血化瘀、滋養頭髮的功效。

百會穴在頭頂正中央，很好找，它可以通暢百脈，調和氣血，擴張局部血管，從而改善局部血液循環；風府穴在後髮際正中直上一寸處，風池穴與風府穴平行，在後頭骨下兩條大筋頂端外緣的凹窩處，按摩這兩個穴位能疏散存在頭表的風邪，兼有放鬆局部肌肉的作用；四神聰在百會穴前、後、左、右各開一寸處，因共有四穴，故又名四神聰，按摩它有祛風邪、活氣血、健腦寧神的作用。

按摩完這些穴位後，還可以採用一些放鬆的手法，如使用「叩擊法」沿經（頭部分布有督脈、膀胱經、膽經、三焦經）叩擊頭部，用力快速而短暫，剛中有柔，速度均勻而有節奏，可以疏通經絡，調和氣血，使頭皮溫度升高，改善頭部血液循環。

按摩完頭部之後，也別忘記了妳的臉。雖說「頭如諸陽之首」，透過按摩頭部能使頭部毛孔鬆開些，邪氣外排，疏通經絡。但臉部卻有著豐富的毛細血管和末梢神經組織，對臉部經穴的按摩刺激，可以促進臉部的血液循環，提高皮脂腺的分泌量，使皮膚變得光滑而富有彈性。

按摩時，先閉眼，兩手中指貼近鼻樑旁並輕按迎香穴（在鼻翼旁開約一公分皺紋中），向上做擦臉動作，至額前。沿耳旁按摩至頷下，並輕輕按壓耳垂周圍，再輕輕按壓到至鼻旁臉頰。重複上述動作，共十二次。也可以用木梳的梳背在臉部輕輕按摩，可涼血排毒，有神奇的美容效果。

由此看來，什麼養生、健康、美麗啊，都是重在平時的功課。出版過《美容大王》的徐熙媛說「沒有醜女人，只有懶女人」，的確如此，女人的一生健康都離不開血，更不能缺少血，而按摩耳、頭、臉，就可以幫妳活血。妳又何必大費周章的跑去醫院問醫生呢？關鍵是，妳夠不夠勤快？

關元、氣海常灸，女人氣血常盈

關元、氣海兩個穴位就像人體的氣血開關，找到了這個開關，氣血「電流」就會通遍全身，使氣血充盈。

女人最好的時光，應該是在沒生孩子之前。生了孩子後，就會有各種各樣的問題，可能是頭暈，可能是腰痛，可能是怕冷、手腳冰冷。要知道，這些問題在做媽媽之前，基本上是沒有的。

在中醫看來，怕冷，手腳冰涼，其實是一種「閉症」，所謂「閉」是不通，受到天氣轉涼或身體受寒等因素的影響，致使肝脈受寒，肝臟的造血功能受到影響，導致腎臟陽氣不足，肢體冰冷，手腳發紅或發白，甚至出現疼痛的感覺。

說得通俗一點就是，手足是我們身體最末梢的地方，而經脈在這些地方又變得很細，它們離心臟又最遠，而心臟主血。如果把心臟看成是血液之河的發源地的話，那麼腹部、手臂和大腿上的那些經脈粗、離心臟比較近的地方，陽氣就較足，血就比較多，像手心和腳掌那些離心臟較遠，經脈又細的地方，血就比較少，也就容易出現手腳冰涼。

我接觸過這樣一個患者，她以前是做展場工作的，經常要全國各地甚至是去國外出差，結完婚後沒多久她就懷孕了，於是請了一年的產假回家生孩子。到了孩子七個多月時，她總感覺後腰痛，有的時候抱著孩子想從床上下來，都很困難，最後，由於家裡沒有人帶孩子，她不得不請兩個保姆，一個幫著照顧孩子，一個負責做家務。

說到腰痛，最先想到的必然是腎的問題。中醫典籍中有句話叫「腰者腎之府」，這句話是說腰是腎臟的家，反過來就是說腎臟是腰的主人。古話說「腎氣一虛，腰必痛矣」，腎的功能減弱，首先受到影響的就是腰部，所以，護腎就要先護腰。

其實，不管是腰痛還是手腳冰涼，歸根究底就是氣血不通。中醫學理論認為，透過艾灸能夠促進血液循環，幫助排出體內的寒氣，改善手腳冰涼的情況。艾灸療法能健身、防病、治病，在中國已有數千年歷史。早在春秋戰國時期，人們已經開始廣泛的使用艾灸法，如《莊子》中有「越人薰之以艾」，《孟子》中也有「七年之病求三年之艾」的記載。艾灸起初主要是用於治療寒症的，尤其是針對氣海和關元穴的艾灸，能夠達到溫經通陽、溫運氣血的效果。氣行則血行，血行則瘀散，透過化瘀通絡給身體帶來溫暖，祛除寒涼之氣。

這兩個穴位也很好找。妳把手指併攏放在肚臍的下方，大約兩指處是氣海穴，三指處就是關元穴。

氣海穴，氣，氣態物也；海，大也，意思是指任脈水氣在此，有「氣海一穴暖全身」之一說，是說氣海穴有溫養、強壯全身的作用。中醫認為此處是人體之中央，是生氣之源，人的全身真氣由此而生，所以對於陽氣不足、生氣乏源所導致的虛寒性疾患，氣海穴往往具有溫養益氣、扶正固本、培元補虛的功效。在臨床中，對於先天不足、後天失調，體質虛弱的患者，臨床中常常採用氣海穴艾灸的方法加以治療。

關元穴，就是古人所謂的丹田。顧名思義，是人體元氣的開關，人體最重要的穴位之一。據《難經集注》記載：「關元者，人之根元也，精神之所藏，五氣之根元，太子之府也。」古人認為，它是男子藏精、女子藏血的地方，能夠培補元氣、腎氣，治病的範圍很廣泛，各種婦科疾病、男科疾病都和它有關。該穴可長期施灸，借助火力，可以溫通經絡、行氣活血、培腎固本、調氣回陽、補虛益損，壯一身之元氣，故為保健要穴。

施灸時，可將灸條對著氣海穴、關元穴進行「懸灸」，即離開皮膚一、兩公分，令皮膚潮紅並感到溫熱即可。也可以進行「隔薑灸」，即在穴位放上一片薄薄的生薑片，再將點著的艾絨放在上面灸療。每穴灸療五到十分鐘，此法具有明顯的溫陽散寒、舒筋活血和祛溼的作用。

總之，關元、氣海兩個穴位就像人體的氣血開關，找到了這個開關，氣血「電流」就會充盈的通遍全身。它們是人體強壯保健要穴，每天艾灸一次，能調整和提高人體的免疫機能，增強人的抗病能力。宋代的《扁鵲心書》中說：「人於無病時，常灸關元、氣海、命門、中脘，雖不得長生，亦可得百年壽。」特別是女士，艾灸這兩個穴位後，神清氣爽，容光煥發，全身特別是小腹部位會十分舒暢。

這個新手媽媽在我的建議下，進行艾灸一個月後，感覺全身舒暢了好多，以前後腰隱隱作痛的感覺完全消失了。

當然，如果妳沒有那麼多時間來進行艾灸，那麼記得每天用手掌以順時針方向按揉這兩個穴位五十次，長期堅持下來，效果也很好。但見效最快，最好的，還是艾灸。

常按足三里，勝吃老母雞

足三里就像人體系統的開關一樣，經常按摩這個穴位，電流通過胃經，上行頭臉部，使人臉色紅潤，煥發無限青春活力；下行腿部腳掌，可以使人下盤穩固，步履矯健；行走於胸腹之間，還能對胸、腹部起到很好的保護作用。

前些日子，鄰居的王太太來我家作客，還沒聊上幾句，性格直爽的王太太就直接問我有沒有什麼辦法能調理月經，說她女兒都結婚五、六年了，一直沒有懷上孩子。夫妻都去醫院做了檢查，但除了妻子的月經不太正常外，其他都沒有什麼問題。

我說那醫院就沒給妳開什麼藥嗎？王太太說，藥是開了。醫生建議吃一些激素類的藥調理月經，但她女兒不敢吃。因為她有一個同事的女兒也是差不多的情況，吃了激素藥之後，乳腺增生很嚴重，還得了外陰炎，後來身體還胖得不得了。

由於沒見到本人，我只能從側面盡可能多了解一些資訊。我問王太太，女兒平時工作忙嗎？脾氣好嗎？她說，平時工作非常忙，她是一個公司的銷售主管，下面管理著好幾十人，經常出差，有時忙得連飯都吃不上，可能上班的時候節奏比較快，回到家看這裡也不順眼，那裡也不順眼，動不動就發脾氣，著急上火，導致每次來月經的時間都特別長，血色紅而且量多。

聽到這兒，我就明白了。月經不調的症狀已經暗示了她的體內氣血異常了，再加上平時不注意調養，生活沒有規律，脾氣多變，結果導致氣血虧虛，這也難怪多年無子了。於是，我告訴王太太，她女兒的病不難調養，主要是調養氣血，戒掉惡習，調節情緒，外加按摩足三里穴。

王太太說，前兩條我都理解，但後面這個按摩足三里，有什麼作用呢？

我說，妳可別小看了這足三里穴，它是足陽明胃經的「合」穴，為強壯及保健的要穴，具有扶正培元、調理陰陽、健脾和胃，民間有「常按足三里，勝吃老母雞」的說法。

怎麼說呢？我們知道，胃是人體的「供養倉庫」，古代打仗講究「兵馬未動，糧草先行」，假如糧草供應不上，那麼軍隊就會失去戰鬥力。同樣，如果胃「叛變」了，不能消化、分解、吸收食物，人也就奄奄一息了，所以中醫將脾胃稱作「後天之本」。治療胃的問題，當然首選胃經。胃經的線路很長，在人體眾多經絡中，胃經是分支最多的經絡。胃經中，最重要的穴位就是足三里，它是人體第一長壽穴位，從古到今都是人們極為重視的穴位。

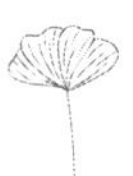

如果說，胃經是行軍打仗當中的「糧草部隊」，那麼這個足三里就應該是「將領」了，刺激它可以給我們帶來很多好處，比如胃炎、消化不良等都可以得到緩解。很多女性經前乳房脹痛，大多也是胃經凝滯的緣故，因為乳中穴正好是胃經經過的地方。所以，女性朋友乳房不舒服的時候，不妨敲打一下胃經。

對於像王太太的女兒這樣的氣虛體質者來說，透過按摩足三里這個穴位來補氣，補益身體的效果比吃老母雞都有用。中醫認為，脾胃為後天之本，氣血生化之源，五臟六腑賴之充養，所以，調補脾胃重穴足三里可以補益氣血，扶正培元，達到保健防病、強身健體的目的。在《黃帝內經》中也有「邪在脾胃……皆調於足三里」之說。我們每個人都應該把足三里的穴位養生方法學到手，並有意識的加以利用。尤其是氣虛體質者，更應該注重這方面內容的學習。

王太太又問，足三里這個穴位這麼重要，它到底在哪兒呢？足三里的位置很好找，取穴時，我們把腿屈曲，將自己的右手掌心蓋住自己的右側膝蓋骨，五指併攏朝下，中指指腹所觸部位即是足三里，左側也是一樣，只是換成左手而已。因為距離膝蓋下三寸而得名。如果找不準穴位，也沒關係。中醫有「離穴不離經」之說，只要妳加大面積，把那一塊地方都按遍，按到特別痠脹之處，效果就最好。

按摩的時候，要有一定的力度，每次按壓要使足三里穴有痠、脹、麻、痛的感覺為佳。在以前，人們還會用艾條灸，點燃艾條熏足三里穴，每日一次，每次灸十五到二十分鐘，以局部皮膚發紅為度，效果非常好。但很多女人怕痛，那麼也可以自己在家按摩，持之以恆，就能起到跟吃燉老母雞一樣的大補效果，還不怕上火、不用花錢。

聊到這裡，王太太似乎明白了，過了一會兒，她又提出一個問題，在她家借住的侄女最近總是特別累，晚上睡覺也睡不安穩，胃口也不好，我和她聊過，她說是工作壓力太大了。像她這種情況是不是可以用按摩足三里來調節。

聽到這個問題，說明她這個「學生」還真是用心聽講，能夠舉一反三。其實，她說的這種情況是現在女性的通病，長期坐在辦公室，缺乏運動，工作壓力大導致身心疲憊，我們叫它陽氣不足，也同樣可以用按摩足三里這個穴位來激發體內的陽氣，是恢復體力、補充能量最快的方法。

另外，按摩足三里更是補益氣血的好方法，前面說過足三里是個強身健體的要穴，此穴主人的後天之氣。對於女性來說，月經、懷孕、生育等都會流失鐵，妊娠期婦女尤其缺鐵。貧血可能會使身體發軟、容易疲倦、乏力和虛弱等，如果置之不理，還會加重心臟負擔，嚴重貧血會導致心律不整，鐵不足還是子宮肌瘤發病的原因之一。這種情況，除了在飲食上多食用富含鐵的食物，還可透過按壓足三里穴來治療。

當然，有句話說得好，「紙上得來終覺淺，絕知此事要躬行」，縱使足三里這個穴位的功效再多，但關鍵是需要身體力行的去做，而且是每天都堅持。每天，請妳抽出十分鐘的時間，堅持按摩，相信過一段時間後，妳就會發現，身體狀態大有改觀了。

三陰交，是女人補益陰血的保健重穴

三陰交是脾、肝、腎三條經絡相交匯的穴位，具有補氣補血、強身健體、去皺紋、延緩衰老的功效。常揉三陰交穴，終身不變老。

我的大學學妹李薔，當年在校園裡是一個風靡全校的美女，可偏偏她的醉翁之意不在美男，而是事業。畢業沒幾年，她就當上了一個外貿公司的董事長，經常國內國外飛來飛去。可是，長期的生活飲食不規律再加上勞累，她發現自己臉部的皮膚變得很鬆弛，特別是眼角和脖子都出現了明顯的皺紋，用了很多國外的高級化妝品都沒有效果。

有一天，正好我去她的公司附近辦點事，便約她出來喝杯茶。我獨自一個人坐在咖啡廳裡，直到她坐到我的面前，我才發現眼前的這個女人的確蒼老了不少。見到我一句話，她就問我「老同學，妳一定要告訴我，怎麼樣才能讓自己年輕一些。不瞞妳說，不光是我臉上的皮膚鬆弛，連胸部都開始下垂了。」聽她說完，我就憋不住了，都是四十歲的人了，皮膚鬆弛當然是再正常也不過了。但她說「妳看人家張曼玉和趙雅芝，都快五十歲的人了，臉還都是緊實的，沒有鬆垮下來，和年輕時一樣漂亮。」

我告訴她，其實妳也可以變得和她們一樣，關鍵是妳能放下妳的事業嗎？她毫不猶豫的說，「能！我已經找好了接班人了，就是想讓自己修身養性一段時間。」我說，那好，第一，妳要保持飲食規律，第二，要多和妳的身體親密接觸。每天在晚上九點左右，三焦經當令之時，按揉左右腿的三陰交穴各二十分鐘，可以健脾。現在人的皮膚鬆弛得快，主要是飲食無節制，喝酒無節制而傷了脾，所以臉部鬆弛非常明顯，老態驟然顯現。堅持按摩幾個月，妳就會發現皮膚大有改善。

怎麼說呢？三陰交是脾、肝、腎三條經絡相交匯的穴位。其中，脾化生氣血，統攝血液。肝藏血，腎精生氣血。女人只要氣血足，那些月經前期、月經後期、月經不定期、不來月經等統稱為月經不調的疾病都會消失。而女人臉上長斑、痘、皺紋，其實都和月經不調有關。

不僅如此，按摩三陰交穴還能保養子宮和卵巢。對於女人來說，子宮和卵巢的作用可是非同凡響的。人體的任脈、督脈、衝脈這三條經脈的經氣都同起於胞宮（子宮和卵巢）。其中，任脈主掌人體全身之血，督脈主掌人體全身之氣，衝脈是所有經脈的主掌。每天晚上五點到七點，腎經當令之時，用力按揉兩條腿的三陰交穴各十五分鐘左右，能保養子宮和卵巢，促進任脈、督脈、衝脈的暢通。女人只要氣血暢通，就會面色紅潤白裡透紅，睡眠踏實，皮膚和肌肉緊實。

說了那麼多，李蕎就問了「三陰交穴在哪兒呢？」三陰交穴在足內踝上三寸，先找到腳踝內側的那個鼓起來的骨頭，然後緊貼這個骨頭，往上移出妳的四根手指頭的距離，對應的那個點就是三陰交穴。用拇指或中指指端按揉三陰交穴，每次一到三分鐘，天天堅持。

李蕎又問，「這個三陰交穴真有這麼神奇嗎」？是的，三陰交是脾經的大補穴。脾最大的功能之一是能夠把人體的水溼濁毒排除出去。每天中午十一點，脾經當令之時，揉按左右腿的三陰交穴各二十分鐘，能把身體裡面的溼氣、濁氣、毒素都排出去。皮膚之所以會過敏，長溼疹、蕁麻疹、皮炎等毛病，都是體內的溼氣、濁氣、毒素在搗亂。只要揉按三陰交穴，把這些討厭的調皮鬼趕出去，不出一個半月，皮膚就能恢復光潔細膩、乾淨無暇了。

對於女人來說，三陰交更是「健康益友」，它可以說是婦科疾病的「靈丹妙藥」，有人就把它稱為「女三里」。如果有痛經，堅持每天揉按三陰交，疼痛就會減輕（如能配合點按合谷穴效果更好）。所以有痛經的女性可在月經來前約一週開始，每天花個三到五分鐘按摩合谷和三陰交；每天刺激三陰交穴二到三次，每次持續二分鐘（產生痠脹感），還能補血養顏、強身美容；有婦科病的女性平時更應該按揉三陰交。

「看來，從今天晚上開始，我就要按時就寢，做好按摩三陰交這個功課了。」李蕎點點頭說。我非常肯定了她的這個想法，同時呼籲廣大女性朋友都行動起來。

我的老師是一位老中醫，老太太今年七十多歲了，但臉上一個老年斑都沒有，臉皮緊實沒有鬆弛現象，皺紋也只有淺淺的幾根，說話聲音更是洪亮，中氣十足。她每次去爬山，中途從不休息，都是一口氣爬上去的，還不需要大口喘氣。關於她的保養祕訣，她也毫不保留透露給大家：保持心情愉快，飲食清淡，適量運動，充足的睡眠，每天按揉三陰交，每條腿的三陰交至少按揉或用經絡錘敲打十分鐘以上。

愛美是女人的天性，如果說活到七十歲，卻有五十歲的容貌，肯定是許多女人所夢寐以求的。但如今的大家的日子越過越好，保養的方法也層出不窮，很多人花了大把的時間和金錢，卻眼睜睜的看著衰老爬上自己的臉龐和身體，內心充滿了憤怒、失望、惆悵。就像我的同學李蕎一樣。

三陰交是一個多功能調節穴位，一生下來就有的，是我們的父母留給我們的巨額財產，可以幫助我們維持年輕，延緩衰老，推遲更年期，保證女人的魅力。有句話叫「常揉三陰交，終身不變老」，說的就是這個道理。

別做「夜貓族」，避免償還「血債」

熬夜最「耗傷陰血」，會讓妳頭昏腦脹、記憶力下降，會讓妳的黑眼圈加深，會影響

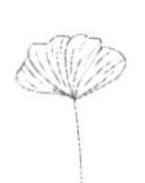

妳的生理規律，還會誘發癌症。怎麼樣，是不是很可怕啊？

我有一個親戚的媳婦生了一個寶貝孫子，長得很可愛，但就是不愛睡覺。他的作息時間和大人是相反的，白天睡覺，晚上玩耍。妳要是不理他，不跟他玩，他就使勁的哭鬧。

實在沒辦法，親戚家幾個人輪著值夜班，今天妳值，明天她值，或者上半夜妳值班，下半夜換她值。

兩個月下來，大人們個個累得眼睛通紅，臉都成青色了，而孩子的體重和出生時相比，竟然沒長多少。到醫院去體檢，醫生也嚇了一大跳，按理說剛出生的孩子應該每天都在成長，但這孩子明顯跟不上正常指標，最後，只好花大錢聘請育嬰師上門進行作息調理。

如果說，剛剛出生的孩子白天夜晚顛倒是可以理解的，就像妳從東半球飛到西半球一樣，需要一個適應的過程。但現在有很多人，尤其是女人經常熬夜。

中醫的陰陽學講，晝為陽，夜為陰，陽主動，陰主靜，即白天是人類工作學習、進行各種活動的時間，而夜晚是充分休息的時間。「日出而作，日落而息。」這是長期以來人類適應環境的結果。科學研究證實，晚上九到十一點為免疫系統（淋巴）排毒，晚上十一到凌晨一點，肝的排毒，凌晨一到三點，膽的排毒，凌晨三到五點，肺的排毒，凌晨五到七點，大腸的排毒，半夜至凌晨四點為脊椎造血時段。

所以，不管妳是通宵還是熬夜到凌晨兩點，都會對身體造成傷害。

很多人會說，才沒有說得那麼誇張，熬夜最多是第二天沒有精神而已。事實卻不僅僅如此。長期熬夜會導致人的頭昏腦脹、記憶力減退、注意力不集中、反應遲鈍、健忘以及頭暈、頭痛等症，時間長了，還會出現神經衰弱、失眠等問題。

我認識一個好學的孩子，特別喜歡畫畫。但是，她只能在晚上，夜深人靜的時候，開著輕音樂，才能進入下筆如神的狀態。雖然她的年紀很輕，只有二十五歲，但她畫的漫畫已經被很多雜誌看中，都想簽約她長期為雜誌供稿。然而，她拿到簽約合約的那天，卻意外的發現自己的視力模糊，視野中心有黑影且視物有扭曲、變形的情況，後來去醫院診斷發現她得的是中心漿液性脈絡膜視網膜病變。

中醫講「肝開竅於目」。過晚上十一點不睡，易引起肝虛，而出現視力模糊、老花、夜盲、畏光、迎風流淚等症狀，還會形成青光眼、白內障、視網膜動脈硬化、視網膜病變等眼疾。人在休息睡眠時，對血液的需求量減少，因而就有部分血液儲藏到肝臟。而當人體從事各種活動時，血液便又及時的運行到所需部位，所以眼睛得到血的營養，才能看得見東西。當人在熬夜耗傷陰血後，眼睛會出現紅血絲，長時間熬夜的人非常容易出現眼部的疾患，都說明熬夜耗傷陰血的嚴重後果。靜臥後血在肝臟儲藏，不睡覺的話

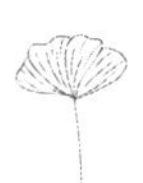

血就到不了肝臟，所以最終耗傷的是「肝血」，即中醫所說的「肝陰血虛」，肝陰血虛後會出現眼睛乾澀、視物模糊、膝蓋痠軟、情緒不穩定等各種不同程度的症狀，還容易頭痛、頭暈、失眠等。

另外，長期熬夜會改變身體原有的生理時鐘，從而引發機體生命節律發生紊亂。這種紊亂將導致一系列內分泌功能的失調，進而影響女性的排卵週期。一旦排卵週期被打亂，就可能出現月經不規律，隨之會使孕激素分泌不平衡。

在臨床上，很多專家普遍認為工作壓力大、情緒緊張、過多的熬夜造成睡眠不足以及不良的飲食習慣等因素，導致人體的內分泌失調，是乳腺增生疾病高發的主要原因。像其他一些女性高發腫瘤，如子宮肌瘤、子宮內膜病變等，都與雌、孕激素的分泌異常有著密切關係。

因此，愛美的女人，能不熬夜盡量別熬。如果迫不得已，那麼白天也要盡量把睡眠補回來，同時按需求來調節自己的生理時鐘。

當妳得知晚上要通宵時，記得吃一點熱的東西，哪怕是一碗熱麵也是很好的，當然熱牛奶也不錯，但是不要吃難以消化的食物，以免因給腸胃增加過重的負擔而使得大腦缺氧，從而產生睡意。另外，還要多喝白開水。

熬夜時，無論多累，中間最好不要上床休息，人體就像機器一樣，突然打開突然關上，對身體非常不利。若是睏乏的時候，可喝點綠茶來提神，但要注意應熱飲且濃度不要太高，以免傷胃。熬夜時，大腦需氧量會增大，應常常做深呼吸。

睡前或起床後利用五到十分鐘敷一下臉（可使用保溼面膜），來補充缺水的肌膚，別讓妳的臉沾滿灰塵就帶著它進入夢鄉。起床後洗臉時利用冷、熱交替刺激臉部血液循環，然後做一套簡易的柔軟體操，活動一下筋骨，讓精神好起來。

這裡給熬夜的人推薦一個祕方——墨魚湯。熬夜最傷身體，特別傷陰血，而墨魚的功效是滋陰養血。做法很簡單：將墨魚乾（注意一定是墨魚乾，新鮮墨魚沒有墨魚乾好）放在冷水泡軟，然後用冷水下鍋燉，水滾後再燉二十到三十分鐘，不加任何調料（包括鹽）。燉墨魚時切記不要去骨，墨魚骨頭有固血的作用，但生理期不要喝。

戰國時名醫文摯對齊威王說：「我的養生之道將睡眠放在頭等位置，人和動物只有睡眠才能生長，睡眠幫助脾胃消化食物，所以，睡眠是養生的第一大補，人一個晚上不睡覺，其損失用一百天也難以恢復。」

因此，睡覺養生就是用大量的健康細胞去取代腐敗的細胞，如果一夜不睡身體就換不了新細胞。如果說白天消亡一百萬個細胞，一個晚上只補回來五十萬個細胞，這時妳的身體就會出現虧空，時間長了，人就像糠蘿蔔似的，妳往裡面加再多的水都無濟於事了。

但好在人體是有自我修復功能的。欠下的「血債」只能靠妳自己慢慢的償還了。

最簡單、最便宜的氣血養生法

有一天，我在網上看到一篇部落格，題目是「從優雅到怨婦，只有半步距離」。文章的大意是說，結婚前的女人很知性，很優雅，很有涵養，很少發脾氣，但結了婚之後，特別是生了孩子之後，女人的性格就變了。

性格變的原因有很多，孩子的養育、婆媳關係、工作問題以及家庭瑣事都會讓這個原本優雅的女人忙得跟陀螺似的，逐漸開始抱怨，變成怨婦。動輒發脾氣，甚至是掉眼淚，都是家常便飯。所以，文章中最後總結說：如果說，一個女人如果從單身變成孩子他媽算做一步的話，那麼從優雅到怨婦，只有半步距離。

我親眼看到很多結了婚，生了孩子的女人逐漸變老，變得嘮叨，變成怨婦。女人天生情感末梢就很發達，稍有風吹草動就能感覺出來。但是，情感末梢越發達的人，越容易生氣，情緒多變。相反的，情感末梢遲鈍一些的人，很平和，容顏衰老得也慢。三十歲的時候妳看她是這副模樣，等她到了四十歲妳再去看她還是這個樣子。聽起來很奇怪，事實上是她這種人屬於「沒心沒肺」的人，凡事都不記在心裡，當然就傷不到哪裡去。

生氣也好，傷心也好，在中醫看來，這都屬於情志活動。情志活動以臟腑精氣作為基礎，情緒的波動也能反作用於臟腑活動。《素問．舉痛論》中說：「百病生於氣。怒則氣上，喜則氣緩，悲則氣消，恐則氣下，寒則氣收，炅則氣泄，驚則氣亂，勞則氣耗，思則氣結。」共有因氣而病者九條，稱為「九氣之病」。當一個人情緒低落、興趣索然時，其實是由於臟腑內氣的分布不平衡，也就是陽氣盛、陰氣衰，這時需要利用呼吸來轉換妳的氣，以防止負面情緒過度，轉化為邪氣，使臟腑失調而產生疾病。

我們知道，氣有正邪之分。當妳生氣的時候，整個身體協同抗擊怒氣，會使營衛之氣受到損耗，進而使疾病乘虛而入。拿西醫的話來說，就是人在生氣的時候，大腦會命令身體製造一種由膽固醇轉化而來的皮質類固醇。這類物質如果在體內累積過多，就會阻礙免疫細胞的運作，讓身體的抵抗力下降。也就是說營衛不力，相當於西醫上說的免疫系統受損。

美國生物學家做了一個實驗，把一支玻璃試管插入有冰、有水的容器裡，然後收集人們在不同情緒狀態下呼出的氣體。結果發現，當一個人心平氣和時，呼出的氣體變成水溶液後是澄清透明、無雜質、無顏色的，而悲痛時水溶液中有白色沉澱生產。而當科學家把人生氣時呼出氣體的溶液注射到大白鼠體內後，幾分鐘後大白鼠就死去了。這樣看來，歷史上的周瑜被諸葛亮「三氣」之後吐血而亡，也是可以理解的。

關於生氣，《聖經》上說：「生氣卻不要犯罪，不可含怒到日落。」妳已經生氣很久了嗎？小心下垂的嘴角與憤恨的心情，讓妳成為心臟病、關節痛和氣喘的受害者。與其生氣，不如換一種心態來看：孩子的搗亂，是一種天性，妳自己小時候也是這樣頑皮過來的；尷尬的婆媳關係，誰都會遇到，多體諒，多關愛，將心比心才是王道；瑣碎的家務，誰家都有，如果實在很浪費時間，請一個鐘點清潔工也是不錯的選擇。

最重要的是，妳別忘了天天保持好心情，哈哈大笑。當妳笑起來的時候，妳會發現整個世界都是陽光燦爛，而當妳生氣的時候，妳的世界也是灰色黯淡的。

人只要保持樂觀的心態，開懷大笑，不僅可以使心血管系統運行加速、胸肌伸展、胸廓擴張、肺活量增大且血液中的腎上腺素明顯增加，有助免疫力提高，同時還能促進體內骨骼裡的骨髓造血功能旺盛起來，使得皮膚紅潤、面帶光澤。

哈哈大笑還可以開發右腦，幫助女性啟動創造性思維，克服思維的局限性，擺脫糟糕的情緒；大笑還可以保養乳房，這是因為人在大笑的時候肺部擴張，為胸部傳送更多新鮮空氣，讓氣管和肺部處於放鬆狀態，乳房也會產生一定的「膨脹感」，產生不錯的豐胸效果。

當然，從前一分鐘陰沉的臉馬上變成微笑燦爛的臉，誰也不會立刻學會這麼快的「變臉」法。但是，妳可以時刻謹記「微笑法則」，時刻讓自己保持好心情。微笑是不可多得的健康維生素，是最寶貴的靈丹妙藥。它不分貴賤，不需用金錢去購買。

在「西安事變」中一舉成名的張學良將軍享年一百零一歲，他在常人難以忍受的半個多世紀的囚禁生涯中，歷盡磨難而精神始終不垮，身心始終健康，精力始終旺盛。據說，他每日清晨六點起床去登山，在登山的過程中，他自己摸索出一套「大笑養生法」。

這套方法很簡單，操作起來也很容易，人人都可以學，具體步驟如下：

一、練習前喝杯溫水滋潤口腔和喉嚨。

二、深呼吸吐出全身濁氣後，再吸入新鮮空氣，同時不斷放鬆身體。

三、稍微提肛，對群山發出笑聲、吼聲，把體內的氣全部吐出去。笑三次之後，放鬆一會兒，讓整個身心完全恢復寧靜。再重新吸氣、提肛，像剛才那樣大笑。笑聲要從丹田發出，再笑大約五次，感覺快沒有力氣為止。笑的時候，要有種把所有的煩惱都「笑」出去的感覺。

四、放鬆片刻，自然呼吸幾分鐘。

五、再開始大笑三次，從腳底開始，經過兩腳關節、兩腿、臀部，到達雙手、胸部、頭頂，想像著全身每一個細胞、每一塊肌肉、每一條神經都在大笑。

六、放鬆整個身體，緩慢呼吸。再喝一杯溫水。大笑是一種深呼吸，使人能呼吸到了自然界的精華，對身體很有益。

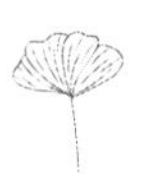

後來，我把這套大笑養生法推薦給了很多人，特別是那些上了年紀，面臨更年期的女姓朋友。她們學會了這套方法後，每天早上都去公園裡練習，練習一段時間後，各個都神采奕奕的。

哲學家說，「人之所以會生氣，是因為心門關得太緊，要求得太多」。把心放開，從容對待萬事，笑容自然爬到妳臉上來。有一項研究表明，不會微笑的人平均壽命七十二點九歲，微笑程度居中的人為七十五歲，而笑得很燦爛的人則為七十九點九歲。當笑成為習慣時，不但能愉悅身心釋放壓力，還能癒病療疾。這麼好的養生祕訣，快來一起練習吧！

「女子不可百日無糖」，紅糖是最廉價的補血劑

紅糖是最安全、最便宜、最實用的保養品。一千克紅糖含鈣九百毫克、鐵一百毫克，而鈣、鐵又是人體必需的礦物質與微量元素。

《黃帝內經．靈樞》中說：「中焦受氣取汁，變化而赤，是謂血。」也就是說，我們吃進去的食物，其中的營養精華和有用的津液，進入到血管裡，就變成了紅色的血。我們吃東西也就是為了生血，有了血，人才能活著。

在人體各個臟腑器官中，脾胃直接將食物變成營養物質，以用來化血，所以脾胃不

好的人其血必虛。心肺則合力把血液運輸到全身各處，靠它們的推動、引導，血才能流動。腎藏精，精生髓，精髓也是血液的來源之一，所以腎不好的人，血液必然也不充沛。肝藏血，它就像一個血庫，如果裡面的血少，就沒有養分滋養我們的眼睛，眼睛就會乾澀昏花，女人就會經血少，甚至閉經等。

對於女人來說，血尤其重要。

在我小時候，誰家的媳婦要生孩子了，人人都會準備好一斤紅糖送過去，說是給產婦補補身子用。但現在，這些新生代的年輕媽媽生孩子，大多數是選擇剖腹產，而剖腹產術後的六小時內是不準吃任何東西的，連水都不能喝，只能用棉花棒蘸點水，滋潤一下嘴唇。等到六小時過去了，家人便端上來一大堆的雞湯、魚湯、鴿子湯，而來看望產婦的幾乎沒有人來送紅糖，送的都是鈔票。

有時候，我自己一個人就會感到困惑，這究竟是時代進步了，還是我退步了？

在過去，由於生活條件有限，大概紅糖是唯一能表達心意且送得起的物品吧！可恰恰是這唯一的物品，卻是產婦最需要的東西。

紅糖最早出現在中醫古籍中不是今天這個身分，在唐《新修本草》中在「甘蔗」條下有如下記述「……取法以為砂糖，甚益人」；李時珍撰著的《本草綱目》中「紅糖」條下記載：紅糖有「和脾緩肝」、「補血、活血，通瘀以及排惡露」的功效。中醫認為婦女產

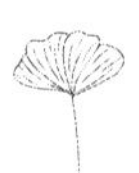

後身體多瘀，循環不暢，且八脈空虛，每至腹痛。凡偏瘀者，醫生常處以生化湯、失笑散或金鈴子散，並囑咐在藥煎好後以紅糖調服，目的在於利用紅糖「通瘀」或「排惡露」的作用而達到止痛的目的。

根據資料記載，一千克紅糖含鈣九百毫克、鐵一百毫克，而鈣、鐵又是人體必需的礦物質與微量元素。二〇〇〇年在全國營養學術會議上，與會專家指出：用原子螢光光譜儀測定發現紅糖含有十分豐富的微量元素成分，其中有些微量元素具有強烈刺激機體造血的功能。

民間有句話叫「女子不可百日無糖」，這個糖指的就是紅糖。曾有一個女孩，因長期患病，身體瘦弱，體重不足五十公斤。後來，她懷孕後，嚴重的擔心自己的身體會承受不了，還擔心生下來的孩子體弱多病，患上了我們常說的「孕期綜合症」。

一個偶然的機會，她的丈夫找到我，根據她的症狀，我給她設計了以溫熱補虛寒的飲食配方：讓她每天吃糯米酒釀煮雞蛋，以及加有紅糖和芝麻的小米粥等食物，結果不僅產下了健康的嬰兒，而且身體也比產前更結實健康，她產後堅持哺乳，嬰兒也發育良好、活潑健康。

還有一個才二十多歲的女孩，身體很瘦，每次來月經的時候肚子都會很痛且全身冰冷。每個月，她都會因為這個緣故請生理假一兩天。她媽媽就來問我，有沒有什麼好辦法呀？我說，很簡單，每次來月經的前幾天，喝紅糖水，一天接著喝好幾杯。結果，這孩子真的這麼做了，等到下個月來月經，乃至下下個月，肚子都不痛了。

此外，紅糖中提煉的天然成分「糖蜜」具有排毒美白的功效。它能夠進入有毒細胞內，將過量的黑色素從真皮層中匯出，透過全身的淋巴組織排出體外，同時，「糖蜜」的強抗氧化功能能夠對受損細胞進行修護，還原健康細胞。在農村，頑皮的孩子被蜜蜂蜇了，傷口處馬上就變得又紅又腫，疼痛難熬，著急的父母用紅糖融化後塗在紅腫處，不一會疼痛就會減輕，紅腫也會逐漸退卻。寒冷乾燥的秋冬季節，皮膚會因失水而全身搔癢，當用紅糖水來洗擦、清潔皮膚後，可以有效的減輕乾燥、搔癢的感覺。

總之，紅糖具有獨特的滋補保健功效，尤其是女人，更不可百日無紅糖，性溫的紅糖透過溫而補之，溫而通之，溫而散之，來發揮補血的作用。

千百年來，我們的祖先正是運用這一普通的食品來繁衍生息的。然而，現在很多女人崇尚高級化妝品、高級保健品，殊不知，最安全、最便宜、最實用的保養品就在妳的身邊，那就是紅糖。

烏骨雞可常食，是女人補血保安康的食療珍禽

《本草經疏》所說：「烏骨雞補血益陰，則虛勞羸弱可除，陰回熱去，則津液自生，

渴自止矣，陰平陽祕，表裡固密，邪惡之氣不得入心腹，和而痛自止，鬼亦不能犯矣。益陰，則衝、任、帶三脈俱旺，故能除崩中帶下，一切虛損諸疾也。」可見烏骨雞為補血益陰之上品。

女人以血為本，血對女人的一生尤其珍貴，女人一生都要養血。

前段時間一位寫書的朋友來到我家，從家鄉帶來一位三十歲左右的女性，自稱是他的妹妹。可一進門我就發現這位「妹妹」感覺比我這位朋友還要顯老，面色黃而慘白，體態很消瘦，雖然見到我之後，強打起精神，但是我知道她平常應該是常常感到很累、非常沒精神的人。我把他們請進屋後，就開始給這位「妹妹」診治起來。

我問她哪裡不舒服，她說：「沒精神，也沒胃口，時常有頭暈眼花的情況發生。最近一段時間老覺得心悸，睡眠品質也不高，經常無緣無故失眠，有時還有手足發麻的情況發生。月經很少，幾乎快絕經了。」

接著她又說：「我自從生完老二大出血以後，就一直不舒服，已經看過很多醫生了，檢查說是貧血，但吃了補血藥也不是很管用，我現在也就得過且過，不抱希望了，如果不是我哥，我不會來找妳！」說完病人長長的嘆了一口氣。

一聽到這番話，看來這位患者是對自己已不抱希望了，其實不是什麼大事呀，不就是貧血嘛，應該不至於把一個人折磨成這樣子？我沒有吭聲的又仔細給她診治了一番。

發現她脈象虛細，再打量她一番，面色枯黃、唇無血色，眼睛也灰濛濛的。看來是血虛了，得注意補血，綜合調理就可以了。我正要開口說她的情況，病人又開口說話了：「我最近發現我的眼睛也不好了，看東西看不清楚！氣色也不好，別人看我說我像『沒靈魂的人』一樣！」

我說：「這就對了，因為妳血虛，所以視物不清，中醫認為，只有血液充足，眼睛才能視物清晰，膚色才能飽滿紅潤。妳現在的這些症狀都是可以理解的。把血補足了，妳的病就好了，妳所有的症狀就都沒了！」

一聽我這麼說，病人馬上來精神了，問：「那我要怎麼治呢？」我說：「吃藥呀！妳來找我看病，我不是得給妳開藥嗎？先開幾副藥吃，然後我再告訴妳一些保養的方法，相信妳很快就能好起來！」

我給她開了「人蔘養榮湯」調養，方中藥物組成有：人蔘、黃芪、白朮、茯苓、甘草、熟地黃、當歸、白芍、肉桂、陳皮、五味子等，重在補益氣血、安神定志，對於她的貧血兼有失眠、心悸等症狀是非常有益的。

然後，我又跟她說：「藥物調理只是一方面，妳一定要注意心態，不要動不動就悲觀洩氣，要打起精神來，好好吃飯、好好吃藥，注意鍛鍊身體，這樣才能治好病呀！」病人點了點頭。

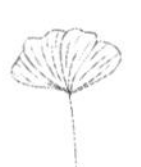

接著我又說：「妳住在外地，來找我看病也不容易，所以我再給妳一些建議，妳在這裡生活期間，就吃我給妳開的藥，但是日常飲食則要注意調理。平時常吃補血養血的食物，像菠菜、花生、蓮藕、黑木耳、雞肉、豬肉、羊肉、海參等妳都可以多吃。水果可以選擇桑椹、葡萄、紅棗、桂圓等。尤其是要注意多吃烏骨雞，這可是個好東西！」

「烏骨雞我知道，以前我在老家時，有一個朋友也推薦我吃烏骨雞！」我的話還沒說完，病人就插口說道。

我說「是的，烏骨雞是很好，歷來都是女人補血補氣養生的珍品！很多食物只能補血，或者只能補氣，但是烏骨雞有一個很重要的特點就是補血還能補氣。因為我們中醫講究的是『善治血者，不求之有形之血，而求之無形之氣。』也就是說，我們補血時，重視補氣甚至重過補血。所以臨床用藥時，依據『氣能生血』的道理，常在補血藥中，配以益氣之品。就像我給妳開的這些藥中，補氣補血的藥都有！而這個烏骨雞更是氣血雙補的美食，所以比我的藥還好！藥吃多了有副作用，而這個烏骨雞，妳多吃並沒有什麼副作用！並且妳常吃烏骨雞，不光可以補益氣血，並且連妳其他的一切不舒服的症狀也會沒有了，比如沒力氣呀，或者妳的婦科病呀，還有就是妳的免疫力呀……都會有所改善的！」

「真的呀！那我以後聽妳的，多吃！」病人笑道。

我說：「吃也要講究方法，所以在這裡，我推薦妳一道用烏骨雞做的美味，保證妳吃了還想吃，還更能補血養身！」

「那怎麼做呢！妳快說！」病人催促道。

「方法很簡單：烏骨雞一隻，約八百克左右，紅棗四粒、枸杞二十粒左右、花旗蔘片十幾片、蔘鬚幾條。將烏骨雞洗乾淨後切去雞頭和爪，放入砂鍋，加入紅棗、枸杞、花旗蔘片、蔘鬚等，把所有材料放進鍋裡，加足清水，用大火煮開十分鐘後轉小火煮一個半小時，最後放鹽調味就可以啦。」

「以後兩天吃一隻，吃上一個月，保證有用。如果之後貧血治好了，也可以不放花旗蔘和蔘鬚，只放紅棗、薑片、枸杞煲湯，效果一樣棒，雞湯的味道因沒有花旗參的味道，會更好一些。而且全家人都可以吃，大補呀！」我說笑道。

後來這位患者回家後，按時吃藥，從生活、情緒等多方面進行調理，還按我的方法經常食用烏骨雞湯，現在貧血已經痊癒了，並且一家人喝烏骨雞湯的習慣保留了。據說現在她的一家人現在個個身體超棒，免疫力也增強了，連七十多歲的奶奶也很少感冒發燒了！

所以想補血養血的朋友不妨試試多吃烏骨雞，當然想增強免疫力，保健防病也可以多吃烏骨雞！

紅棗茶——一道補血不可忽略的美味

從母校畢業幾十年了，每當重大節日，比如「畢業十年」、「校慶」之類的，我都會抽空回去。記得上次是畢業二十五週年團聚時，來自天涯海角、各行各業的同學們都紛紛來母校報到。

不過，我印象最深刻的，還是我的恩師張老師，她是一位心態平和、性格特別隨和的老師，每個學生都覺得她非常親切。這次，十年沒見了，我特意在人群中尋找她。沒想到，當我的目光正在搜尋時，背後被人輕輕拍了一下，一轉眼發現是張老師。十年沒見，她竟然還是老樣子。

我非常驚訝，怎麼快七十的人，皮膚還保養得這麼好，紅光滿面，雖說也長有皺紋，但都是一絲絲的紋路，皮膚沒有起褶皺，我連忙問她有什麼祕訣？她笑了笑說，哪有什麼祕訣，無非是年紀大了，很多事情也看得開了，心情好了，皮膚就不會老化得這麼快。我說，不對，妳肯定有什麼祕訣，喝了什麼保養品。很多人性格開朗，皮膚照樣起皺褶。她想了想說，可能和我喝了幾十年的紅棗茶有關，不是有句話叫「一日三顆棗，終身不顯老」。

經老師這麼一提醒，我猶如醍醐灌頂。人人都怕老，哪怕是七老八十了，還希望自己能像天山童姥一樣，特別是女人，那麼，怎樣才能青春永駐呢？祕訣就在紅棗中。

紅棗，性溫，味甘，入脾、胃經。《神農本草備要》說紅棗能「補中益氣，滋脾土，潤心肺，調營衛，緩陰血，生津液，悅顏色。」紅棗能幫助十二經絡暢通，補氣、補陰，對於四肢乏力、驚悸等症都有很好的治療作用。民間有「五穀（五穀食品）加紅棗，勝似靈芝（靈芝食品）草」之說。中醫認為紅棗可以養血、益氣、安神、潤心肺、補五臟、治虛損，常將紅棗用於補氣補血（補血食品）的藥方中。

我常說，人之所以活著，靠的就是氣和血。而對於女人來說，血就更為重要了。女人天生比較容易貧血，而產婦、久病的人就更容易發生血虛之症。一般表現為面無血色，並且血虛無以滋養肌肉，所以導致四肢乏力，或者更嚴重些還會出現咳嗽、氣喘等氣虛之症。對於一些體質虛寒的女人來說，每天多吃一些紅棗，或者是把它搭配其他補血食品一起熬成粥食用，對補血生氣是很有益處的。

醫學研究表明，鮮棗的蛋白質含量比梨高十一倍左右，脂肪和糖的含量是梨的二倍，鮮棗含糖量高達百分之二十到百分之三十六，比製糖原料甜菜、甘蔗的含量還高。而比甜更重要的是，棗的身上含有豐富的維生素，使紅棗一下子光榮起來。

鮮棗中維生素C和維生素P含量最高，居各種水果之冠。在鮮棗中，維生素C的含量比柑橘高七到十倍，是蘋果的七十五倍。一般公認檸檬是含豐富維生素P的代表，但

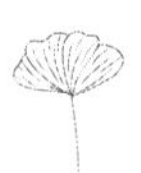

和鮮棗相比，卻遜色十幾倍。維生素P對人體的毛細血管健康、防治血液疾病及心腦血管疾病都有一定的作用。而膳食中若維生素C缺乏或不足，人就會感到疲勞倦怠，甚至產生壞血病；常吃紅棗可使人面色紅潤，容光煥發。維生素A、維生素B1、維生素B2，也是紅棗的「常駐佳賓」。因此，棗有「自然界的維他命」的美稱。紅棗所含的磷、鈣也比一般水果高二到十二倍。紅棗中還含有參與人體內生理代謝的激素——環磷酸腺苷。紅棗中還含有十四種胺基酸、六種有機酸及三十六種微量元素等。

另外，紅棗還是一種天然的美容護膚食品，它所富含的抗氧化維生素，有延緩衰老的作用。怪不得我的老師這麼大年紀了，皮膚卻比同齡人年輕了十幾歲，而且，單從外觀上判斷，她的身體各項指標都比同齡人還好。

因此，無論是從健康學的角度，還是從美容的角度來說，紅棗和女人有著頗為密切的關聯。

紅棗的做法有多種，可以放在粥裡，可以入菜，最為方便的是用三顆紅棗泡水喝，這對於辦公室的美女們來說，是最為簡單、最實用的方法了。

不過，紅棗雖好，食用也要分對象。體質虛、寒涼的女人可以多吃，本身比較燥熱的人就不適合多吃。因為紅棗甜，多吃容易生痰、生溼導致水溼積於體內，加重水腫症狀。如果是外感風熱引起的感冒、發燒以及腹脹氣滯的人，也不宜食用。同時，因為紅棗糖分豐富，糖尿病患者也不能吃。

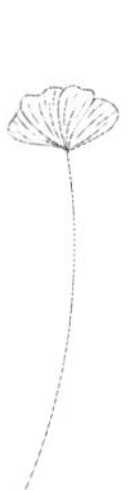

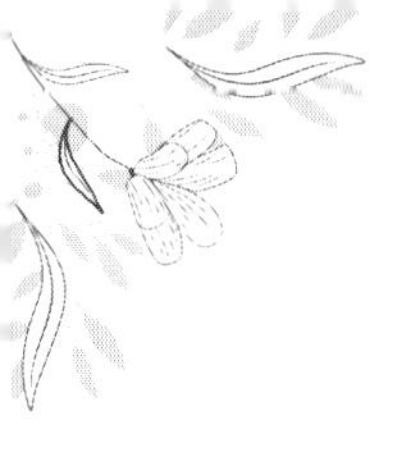

第二章 百病生於氣，調好氣女人就不生病

中醫有「血為氣之母，氣為血之帥」之說。血無氣的統帥和推動，就無法到達身體需要的地方；氣無血作為基礎，氣就變成了身體裡的邪火。氣虛，人就會疲乏無力、氣短懶言、食慾不振、頭暈目眩、臉色蒼白；血虛，人就會心悸失眠、形體消瘦、皮膚乾燥、面色枯黃。

氣為血之帥。在臟腑之氣的作用下，從攝入的飲食物轉化成水穀精微，從水穀精氣轉化成營氣和津液，再從營氣和津液轉化成赤色的血液，均離不開氣化作用。所以說，氣能生血。氣旺，則生血的功能就強健；氣虛，則生血的功能減弱，甚至可導致血虛。

氣和血之間，又有相互依存、相互滋生、相互制約的密切關係，這種關係可概括為「一身氣血，不能相離，氣中有血，血中有氣，氣血相依，循環不已」（出自《不居集》）。若血氣不和，則百病叢生。

氣——人之根本，女人的健康之基

小時候，常聽老人說，「人活的就是一口氣」，那時候，我以為其說的「氣」就是爭氣的意思。於是，我努力學習，接觸中醫後，逐漸喜歡上了這門學科才發現，老人所說的「氣」並不是爭氣的意思，還有另外一層含義。

從某種意義上來說，人活一口氣，是和死相對應的。活著，才有氣，若是死了，氣就沒了。

那麼，氣又是什麼呢？

這個我也不能具體的給出答案。氣，是無色、無味、無形的東西，和我們的生命息息相關。

在西方，有一個傳說，上帝最初造人時，用泥土按照自己的模樣捏成了人的樣子，但這個人沒有生命，上帝想了想，往泥人的鼻孔裡吹進了一口氣，泥人立刻便有了生命。所以，氣是生命之本。古人說：「氣聚則生，氣散則亡。」意思說，氣是生命的精髓。直至今天，我們形容某某人死了，還是常會說：「某某昨天斷氣了。」斷氣實際上就是指人體的氣散了，氣散了，身體沒有了動力，生命也就結束了。

有的人肯定越聽越迷糊，說了半天也沒有說清楚，氣是什麼？

那我們打個比方吧，汽車沒有動力，就不能行駛；輪船沒有動力，就不能航行；飛機沒有動力，就不能在天上飛；再以此類推，人體沒有動力，生命就會結束。那麼，氣就是人體的動力。

氣是將軍，血就是士兵，將軍（氣）對士兵（血）具有統率作用，使血循行於脈中而不致外溢。氣的這種功能，實質上是透過脾統血的功能來實現。若氣虛，氣不攝血，可導致各種出血病症。

從管理學上來說，士兵去哪裡打仗，都得聽將軍的指揮。所以，氣行則血行，氣滯則血瘀。在病理上，如氣虛無力或氣滯，均可形成血瘀。若氣機逆亂，血行失序，血隨氣升，則出現臉紅、目赤，甚至吐血、出血；或血隨氣陷，出現下腹墜脹，甚至便血、陰道出血等。比如說，有很多女人一到臨近絕經期，就容易出現月經量多不止，其實是氣不攝血。

我們通常說，水能載舟，也能覆舟。另一方面，血是氣的載體，氣存於血中，依附於血而不致散失，依賴血的運載功能而達全身。如果有一天士兵不聽將軍指揮了，那會是什麼情況呢？那便會氣浮散無根，無以所歸而發生氣脫。所以，在電視上，我們常常看到這樣的畫面，有人大出血時，整個人看上去就像氣若游絲，這個時候任何一點風吹草動，都能成為壓死駱駝的最後一根稻草。

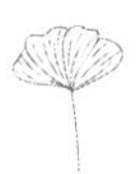

不過，好在氣和血還有一層特殊的關係，那就是血能養氣。若血虛時，氣亦衰，適當補血就會生氣。

總之，氣和血之間，又有相互依存、相互滋生、相互制約的密切關係，這種關係可概括為「一身氣血，不能相離，氣中有血，血中有氣，氣血相依，循環不已」。若血氣不和，則百病叢生。

我們常說女人是水做的，女人生來柔情似水，那只是說出了女人的形，其實血才是女人內在的神韻，是女人真正的生命源動力，血是女人健康、美麗的根本。由於特殊的生理因素，女人一生都在失血耗血。因此，女人的一生，與血有著不解之緣。

在我周圍，我常聽到許多愛美的女性抱怨皮膚粗糙、鬆弛老化、長斑、掉髮，她們對著鏡子歎息完之後，便將錢大把大把送進了醫美診所，結果換來的僅是短暫的美麗，過不了一個月，皮膚便又原形畢露。其實，這些症狀都是氣血失衡引起的。

氣血失衡，就是該管理的不管理，負責運輸的不運輸，肯定會引起場面失控。當氣不能將血液按時送到皮膚，皮膚缺少營養物質的滋養，當然就會粗糙、鬆弛、老化。氣血失衡，血就會停留在皮膚表面，形成色素，積澱在哪裡，哪裡就成了斑。斑是什麼？斑就是氣滯血瘀的標誌。髮為血之餘，氣血失衡，頭髮就會脫落。

因此，真正的美容應該從調理氣血開始。一個人只要氣血平衡了，面色就會白裡透紅，神清氣爽，吃得下，排得順，睡得香，渾身上下充滿活力，無病無痛，既健康又美麗。

說到底，人體雖然複雜，但最根本的東西只有兩樣：一是氣，一是血。就像天地，縱然世間萬般複雜，但事實上只有男人和女人之分。氣與血就像一對夫妻，一陽一陰，誰也離不開誰，二者和諧，身體就會健康。

好心態可以防「氣病」

前幾年，一本名叫《病由心生》的書很暢銷，這本書的作者是一個內科醫生，他根據自己幾十年的行醫經驗總結出一個規律，說人將近百分之八十的病是由心理因素造成的，只有百分之二十左右的病是因為細菌感染等外來因素所導致的。這和《黃帝內經》把「疾」和「病」區分開來是同樣的意思，兩者的觀點不謀而合。

怎麼說呢？比如說胃病，其實胃病的根源就是妳的心，問題就出在妳的心理情緒上。很多人生完氣之後，覺得頭暈腹脹，甚至胃也覺得痛，老覺得有一股氣堵在那裡。為什麼會說「生了一肚子氣」呢？就是因為肚子這一塊確實脹鼓鼓的。這時候，妳用拳頭敲敲肚子，或者推揉兩下，再摸摸的話，就會忍不住打兩個嗝或者放個屁，頓時就會覺得十分痛快，同時，心情自然也好起來了。

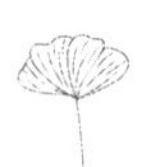

我們知道，肝是生氣之源，氣大傷肝。有些人老愛生氣，跟別人一言不合就暴跳如雷。或許身上這股氣一會兒就消了，但就在您產生它的那一剎那，一種病理症狀也就「應運而生」了。

氣，並不可怕，就怕它的堆積。當一個人生完氣之後，不去想就沒事了，但所生之氣都在體內的肝上積存著。日積月累，體內就產生了大量的濁氣，導致新鮮血液無法快速、順利的流動。原本，肝產生濁氣可以透過小腸以放屁的形式排出去，可是下面堵住了，它就只能往上走，經過膽，最終在胃那裡撞擊胃壁。

胃要消化食物，就需要新鮮的血液，可是血液被濁氣擋住了不能完全進來，時間一長，胃黏膜就受到了嚴重的損害，然後感染細菌病毒。這時候，若我們先把濁氣排掉，再引來新鮮的血液，胃的潰瘍面就能很快得到恢復，因為新鮮血液本來就是最好的修復工具。

美國醫學專家透過研究發現，生氣所引起心律不整的心電圖比一般心律不整來得更加混亂，也更加不穩定，會提高造成突發性心臟衰竭的機率，所以也是最致命的。

所以，很多育兒專家常常告誡正在哺乳期的媽媽，千萬不要生氣，一旦生氣，孩子吃的就不是奶，而是毒藥了。

當然，我所說的氣，不單單是指脾氣暴躁，還包括恐懼、焦慮、憂鬱、悲傷等多種情緒。

《素問．舉痛論篇》說：「百病生於氣也」，指出了氣病的廣泛性。臨床上，氣病可概括為氣虛、氣陷、氣滯、氣逆四種。氣虛，是指臟腑組織機能減退所表現的徵候，常由久病體虛、勞累過度、年老體弱等因素引起。臨床表現為少氣懶言、神疲乏力、頭暈目眩、自汗、活動時諸症加劇、舌淡苔白、脈虛無力。氣陷證，是指氣虛無力升舉而反下陷的徵候。多見於氣虛症的進一步發展，常由勞累用力過度，損傷某一臟器所致。臨床表現為頭暈眼花、少氣倦怠、久痢久泄、腹部有墜脹感、脫肛或子宮脫垂等，舌淡苔白，脈弱。氣滯是指人體某一臟腑，某一部位氣機阻滯，運行不暢所表現的徵候。多由情志不舒，或邪氣內阻，或陽氣虛弱，溫運無力等因素導致氣機阻滯而成。臨床表現為脹悶，疼痛，攻竄陣發。氣逆，是指氣機升降失常，逆而向上所引起的徵候。臨床以肺胃之氣上逆和肝氣升發太過的病變為多見。

我有一個好姐妹，四十多歲，年輕的時候在鐵路部做了一份高薪的工作，後來由於裁員而離職了。離職後，她一直沒有找到合適的工作，就一直待在家裡。丈夫是一名火車司機，沒有固定上下班時間。她還有兩個調皮的兒子，學習成績也不太好，所以她經常為孩子的事頭痛。

不知道從什麼時候起，她發現自己的乳房有點異常，好像有硬塊，可又不敢對丈夫

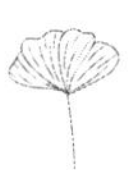

說，丈夫的工作性質容不得分心，也不敢對自己的孩子說，只好天天在網路上查資料。網上有的人說是乳腺癌，有的人說是乳腺增生，有的人說沒有關係，究竟哪個是真的？她自己也弄糊塗了。將近有半年時間，她就一直在懷疑，確認，再懷疑，再確認中苦惱著，導致她的睡眠狀態一差再差。終於有一天，她鼓起勇氣，到醫院檢查，發現是乳腺增生，醫生說回家吃藥就好了。

很多人會想，故事應該沒有下文了吧！有的，下文還長著呢！吃藥的同時，她又摸摸自己的乳腺，發現硬塊還是沒有消失，於是就一個人瞎想「會不會是這藥對我沒有效果？」「會不會是醫生弄錯了？」「會不會是我的情況惡化？」直到有一天，我正好有事去她家拜訪，一開門我簡直驚呆了，她消瘦、皮膚暗沉、精神狀態極差，和我以前認識的那個容光煥發的她簡直判若兩人。

見到我，她像見到救星一樣，把苦水全倒出來了。聽完她的講述，我深吸一口氣，說：「其實，妳根本就不用吃藥，也不用白白自己痛苦一年多。有病看病，沒病就好好吃飯。找一份自己喜歡的工作，別讓自己閒著，妳就會快樂很多。」其實，還有一句話我沒有說出口，那就是她那猶猶豫豫、自我否定、顛三倒四的性格得改改，可是幾十年她都這樣了，一下子也難以改過來了，只好讓她找點事情做，別讓自己的心閒下來，這樣她就不會胡思亂想了。

女人和男人最大的不同，就是天生感情細膩，情感末梢特別發達，一有風吹草動，就容易鬧情緒。生活中，有一種人不常生病，最受歡迎，那就是性情中人。他們喜怒形於色，直言不裝腔作勢。儘管有時候會得罪人，但是這樣的人不常生病，因為他們早已經把致病的「心火」發出去了。

在我的家鄉，有一位九十八歲的老奶奶，至今生活還能自理，除了耳朵有點重聽之外，其他都好，偶爾還能下地幫著七十多歲的女兒種田。她長壽的祕訣很簡單，就是「想得開」，也就是我所說的好心態。

那麼，如何保持自己的好心態呢？一是心態要平和，以樂觀的情緒、平和的態度待人處世。一個人的快樂，常常不是因他擁有的多，而是因為他計較的少。二是心胸要開闊，對周圍的事、身邊的人寬容大度，容人容事，容他人之過，增加心靈的歡樂。三是心地要善良，多做善事，多行善舉，常為他人送快樂，自己才會更快樂。

擁有好心態，凡事想得開，那麼百分之八十的氣病不會有，再有百分之二十的病透過養生手法避免掉了，活到百歲當然很正常了。所以說，好心態是養身的營養品、防病的疫苗、健康的特效藥、長壽的不老丹。

養氣，首選是人蔘

《本草綱目》記載，人蔘能「補五臟，安精神，定魂魄，止驚悸，除邪氣，耳聰目明，輕身，使人肌膚澤潤，精力旺盛不易老，開心益智。久服可輕身延年」。

我們已經了解到了氣的重要性。於是，有人說，既然氣這麼重要，那麼是不是只要補氣，就能保持健康的體魄，就能避免疾病的侵襲？

還真有人這麼做過！

在眾多補氣的佳品中，首選的就是人蔘。我的一個朋友聽了我的講座後，買了很多人蔘回家，天天用人蔘泡水喝，不光是自己喝，還鼓勵十幾歲的女兒也喝，結果沒過多久，就出現了頭痛、煩躁不安、手心腳心發熱、胸悶、腹脹如鼓等症狀。於是，她找到我質問道「妳不是說吃人蔘補氣，怎麼我越補身體越差，我女兒前幾天還流鼻血了？」

聽她這麼說，我簡直哭笑不得。氣雖然很重要，但是氣同樣不能太過，過猶不及，這就是我們中國哲學和醫學最智慧的地方。著名的中醫大師朱丹溪曾說過：「氣有餘便是火。」張景嶽說：「氣不足便是寒。」氣大傷血，氣太過了，血就會虛。常有病人問我，口腔潰瘍、牙齒疼痛、咽喉乾痛、身體感到燥熱、大便乾燥，上火了應該吃什麼藥才能祛火。這個火，實際上就是我們身體內多餘的氣。氣太過了，就形成了火，火太大了，就會催逼著血在身體內肆無忌憚的亂行。人不能太寒，但也不能火大。

像我朋友的女兒，喝了人蔘流一點鼻血還是好的情況，如果是年輕小夥子喝了，鼻血就長流不止了，因為他們的氣本來就不缺，一補就容易補過了頭，這樣既傷了氣又傷了血。

我認識一個老太太，常年有頭痛頭暈的現象，以為是自己老了體虛。一次，她很久不見的女兒從外地回來了，一看老母親身體差成這樣，就去藥店買了點紅蔘，回來燉雞吃，希望能把老人家的陽氣調動起來，結果吃完以後當晚老太太就不省人事了，經醫生檢查確診為「腦溢血」。女兒聽到這個消息後懊悔不已，本來是好心，結果辦了壞事。

中醫認為，人蔘是天下第一的補氣佳品，所以自古以來就是用於藥膳的上等材料，在越來越注重養生的現代，人蔘更是走進了普通家庭。人蔘味甘、微苦、微溫，是補虛勞耗損、安養臟腑的聖藥。對於氣虛體質者來說，用人蔘滋補身體是最相宜的。尤其平時疲倦乏力、長期失眠健忘的慢性疲勞族群，可以經常少量的服用人蔘。而那些體質健壯，平時容易發火煩躁的人，盡量不要服用。此外，有嚴重慢性病如高血壓、腎病、強烈過敏體質及有化膿性發炎的人，也需慎服。

人蔘的食用法有很多，可以入藥，可以泡酒，還以磨成粉。現代的女人大多都有氣虛症，比如面色蒼白、頭暈目眩、少氣懶言、神疲乏力，甚至暈厥等，在這裡我給大家

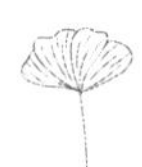

推薦人蔘湯圓，可當做早餐，也可當成晚上的點心，既補元氣、滋養臟腑、活血通絡，又有養顏護膚的效果。

做法如下：取人蔘粉三克，玫瑰蜜十五克，櫻桃蜜、黑芝麻各三十克，雞油三十克，麵粉十五克，糯米粉五百克，白糖適量。將雞油熬熟後放涼，把麵粉放進鍋內炒至發黃，黑芝麻炒香後研成碎末，再把玫瑰蜜、櫻桃蜜壓成泥狀，然後將這些材料集中在一起，加入人蔘粉和白糖攪拌均勻，即成湯圓餡，再將糯米粉糅合均勻，包上湯圓餡。等到鍋內清水煮沸時，將湯圓下鍋煮熟即可食用。

人蔘不是一時的「興奮劑」，而是能使人的體質保持平衡和正常狀態，對身體各部位健康發揮著促進和調節的作用。如果妳覺得湯圓做起來麻煩，又不想上火的話，那就要掌握好食用的量，可以天天都吃一點兒，一般一天吃一到三克，這個量不會使人上火。

需注意的是，除了感冒發燒外，睡覺前不要食用人蔘。因為人蔘對大腦皮質有興奮作用，睡前服用易導致失眠。吃人蔘不宜與蘿蔔同吃，包括胡蘿蔔、白蘿蔔和綠蘿蔔。因為蘿蔔中的胡蘿蔔素有分解和降低人蔘藥效的功能。另外，由於茶葉、咖啡中的咖啡因等成分與人蔘會發生化學反應，會產生沉澱，以致療效降低，所以食用人蔘前後都忌喝茶和咖啡。

益氣，黃芪、黨蔘入餚最有益

黃芪始載於《神農本草經》，李時珍在《本草綱目》中釋其名曰：「耆，長也。黃耆色黃，為補藥之長，故名。」

如果，妳在大街上碰到一個人走路輕飄飄，說話輕言細語，稍微一動就氣短，不要以為她內向，也不要以為她清高。這類人，在中醫裡講，就是脾胃氣虛。如果妳對她深入了解的話，就會知道她很容易疲倦，食量很小，覺得什麼食物都不對胃口，吃不下去，喜歡喝熱飲，摸摸她的脈搏，則散大而無力。這樣的人，補中益氣湯就是她的回神湯。

補中益氣湯，最早出自於李東垣所著的《內外傷辨惑論》一書，被後世醫家推崇至極。明代醫家張景嶽評價道「補中益氣湯，允為李東垣獨得之心法。」補中益氣湯內的組成藥材有十種，重用黨蔘和黃芪兩味益氣之藥，可以說是中藥方劑中補氣的代表方。

什麼是「益氣」呢？凡是中醫認為是「氣虛」、「氣血不足」、「中氣下陷」的情況，都可以用黃芪。平時體質虛弱，容易疲勞，常感到乏力，往往是「氣虛」的一種表現。貧血，則常屬「氣血不足」；而脫肛、子宮脫垂這些病狀也常被認為是「中氣下陷」。有上述症狀的人，平時吃些黃芪有益處。

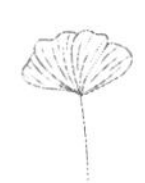

黃芪，在清朝繡宮內稱其為「補氣諸藥之最」，經常用黃芪煮湯或用黃芪泡水代茶飲用，具有良好的防病保健作用。

我的外甥女今年才二十五歲，自從去年生完孩子後，就覺得身體大不如前，再加上缺乏運動，一遇天氣變化就容易感冒。感冒，在中醫稱為「表不固」，可用黃芪來固表，常服黃芪可以避免經常性的感冒。中醫有一個有名的處方，叫「玉屏風散」，有三味藥，主藥就是黃芪，可以用來治療經常性感冒。

還有一些人，特別是年紀比較大、身體比較虛弱的中年婦女，往往下肢有些水腫，如果屬於「氣虛」，也可以常服黃芪。有慢性腎病的人，也可能常有浮腫，中醫治療此症時，黃芪有時也是常用的中藥。

總之，黃芪是一種名貴的中藥材，也是一種最常用的中藥材，它的主要藥理作用是「益氣固表」，可以「利水」，也可以「托毒生肌」。

在日常生活中，可能有很多人，特別是生過孩子的女人都有過這種體會，時感乏力，稍微活動一下就出現心慌、氣促、易出汗，稍不留意就會感冒，而且一旦感冒了，症狀往往就非常嚴重，常需要靠吊點滴才能緩解。

如果是在悶熱的天氣裡，只要在密閉一點的環境裡待的時間稍長一點，就會出現頭昏、胸悶、心慌、氣促等不適，更有甚者，即便是在寒冷的冬天，這種情形也時有發生。但這些症狀雖然明顯，卻往往不需用藥，只需改變一下環境，換到一個通風的地方，症狀即可自行緩解。如果妳去看醫生，即使全身都做完檢查，也不會發現什麼異常之處。但要是去看中醫，馬上就會給出一個結論，氣虛。治療方法也很簡單，就去中藥房買點生黃芪，每次用十五克泡水代茶飲，二十天為一個療程，一般一個療程即可見效。

有人說，妳前面說人蔘補氣，這裡又說黃芪補氣，那麼我是不是可以只吃黃芪，不吃人蔘，畢竟人蔘的價錢比較貴呀？黃芪和人蔘雖然都屬補氣良藥，但人蔘偏重於大補元氣，回陽救逆，常用於虛脫、休克等急症，效果較好；而黃芪則以補虛為主，常用於體衰日久、言語低弱、脈細無力者，而且黃芪還具有補而不膩的特點，與人蔘、黨蔘等補藥搭配則效果更好。需要注意的是，黃芪需要多服久服才能見效。一個月吃一、兩公斤，堅持吃幾個月，會有很好的效果。

再來說說黨蔘。補中益氣湯中的另一大主角黨蔘，它的主要功能是補氣，最宜用於平素倦怠乏力、精神不振、語音低沉、自覺氣短、稍一活動就喘促的肺氣虛弱者。側重於脾胃氣虛的人，四肢無力，食慾不振，大便稀軟，也宜食用黨蔘。常用黨蔘與白朮、茯苓、炙甘草配伍，這就是補氣健脾的著名方劑四君子湯。

黨蔘既能補氣又能養血，還可生津，而且藥性平和，所以是最常使用的調補良藥。

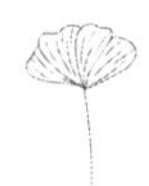

《本草從新》說得好：「補中益氣，和脾胃，除煩渴，中氣微弱，用以調補，甚為平安。」所以，氣血兩虛，氣短心悸，疲倦乏力，面色蒼白，頭昏眼花，胃口不好，大便稀軟，容易感冒的人，也宜服用黨蔘。藥理實驗證明，黨蔘能使紅血球增多、血紅素增加，所以貧血病人食用黨蔘很有益處。因化療和放射療法引起的白血球下降，服用黨蔘也有促使白血球回升的效果。

相較黃芪來說，黨蔘的做法更加豐富一些，可以做成「干」，也可以熬成「膏」。黨蔘干的做法很簡單，取黨蔘五百克，洗淨，切去蘆頭，放置於容器內，每天蒸一到二次，連蒸三到四天，即成為又軟又有嚼勁的黨蔘干，味甜而帶香氣，每天早晚可嚼食十到十五克。如果是要做黨蔘膏，要先將黨蔘五百克煎煮、加熱濃縮，待藥汁稠厚時，加入與黨蔘等量的白糖或蜂蜜，趁熱攪勻成黨蔘膏，每日早晚用開水沖泡服用一湯匙。

前段時間，我的一個朋友突然打電話給我，說出來有些不好意思，四十多歲的人沒有採取節育措施，不小心懷孕了，只好去做人工流產。手術後，她的身體一直不太好，臉色很差，問我有沒有什麼辦法可以補補身體？我一聽，馬上去菜市場買了一隻烏骨雞，然後再帶上兩包黃芪、黨蔘和紅棗，在家煲好湯之後給她送過去了。揭開保溫蓋，一股淡淡的中藥味道撲鼻而來，從沒吃過這樣特殊佳餚的她剛開始有點抗拒。我告訴她，這可不是普通的湯，可謂是「補氣補血的還魂湯」，喝上幾頓這樣的湯後，保證妳的身體健康如從前。果然，朋友謀害了幾隻烏骨雞後，身體恢復得很好，連忙打電話感謝我。

其實，我想說的是，身為女人，一定要懂得如何愛惜自己。平時，去藥房買些黃芪、黨蔘、紅棗之類，放在砂鍋裡燉雞或者燉骨頭，都是非常不錯的養身佳餚，如果嫌麻煩，泡水喝也是不錯的選擇。

在大街上，我常常聽到男人們暗自誇獎「這個女人氣質真好」，仔細想想氣質從何而來？氣質是由內而外散發出來，很難想像一個走路慢悠悠、說話有氣無力的、神情灰土灰臉的人會有什麼樣的氣質？多關愛自己，每天和自己的身體對話、交朋友，才會如廣告裡說的那樣「氣色紅潤睡得香」。

蘿蔔順氣，多吃氣順身體棒

有一天，我和朋友約好去逛街，為了圖個輕鬆，兩人都沒有開車，改坐公車。剛上車沒多久，我就聞到一股臭氣，一瞬間，挨著我們一起的好幾個人就皺起鼻子，有的小女孩乾脆用手捂著鼻子。

不知是誰嘴快，說了一句「昨天晚上誰吃蘿蔔，把大家的空氣都污染了」，話音剛落，滿車廂的人都笑了。這時，我朋友的臉上露出尷尬的笑容。

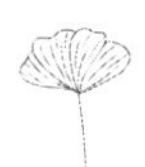

放屁，聽起來真的有點不太文雅，但對身體確是有好處的。有人說：「我這個人從不放屁，不招人討厭！」不招人討厭是件好事，可是放屁是把體內的濁氣給排出來了。開句玩笑話，放屁是「污染空氣」，但不會放屁的人，卻是在污染自己。

每個人，每一天都會或多或少的產生一些濁氣，特別是生氣後，這些濁氣首先堆積在肝那裡，然後透過膽囊竄到胃，再到十二指腸、小腸、大腸，最後透過肛門排放出去。這是最為常見的一個情況。

有的人愛生氣、愛上火，常常逢人便會說「憋死我了，我這一肚子氣往哪裡出呀！」氣，有兩個出口，前門和後門，後門是排出有形的濁氣，釋放各種被壓抑、被扭曲的情緒。前門呢，則是真情流露，該生氣時生氣，該悲傷時悲傷，該喜悅時喜悅，以情養性，讓心如一面明鏡，物來則應，物去不留。可是有的人，該生氣的時候憋著，悶在肚子裡，也不吃順氣的食材，時間一長，就會把後門的這個通道堵上了，最明顯的一個特徵就是好多人已經不會放屁了，甚至從不放屁，尤其那些體內長有腫瘤的朋友。

小時候，生活條件不太好，每天早上的早餐是一碗粥，再加一些炒蘿蔔。我媽總說，「多吃點，吃了蘿蔔身體會健康，妳看那些長壽老人哪個不是喜歡吃蘿蔔的」。那時候，我總以為我媽糊弄我，其實真的是這樣。

在中國的一些地方，立春前後吃蘿蔔是一種傳統習俗，名為「咬春」。這一習俗源於古時候一場冬春之交的瘟疫，當時人們正準備熱熱鬧鬧迎接立春，不料一種怪病四處蔓延，得病的人個個心虛氣短沒胃口，走路頭重腳輕，有氣無力。後來經「仙人指點」吃了蘿蔔，居然就沒事了。自此，每到立春，人們就吃蘿蔔以求平安。

從中醫的角度分析說，蘿蔔有很高的食用和藥用價值，生食味辛性寒，熟食味甘性微涼，最重要的功效是益胃、順氣、消食。特別是多喝了酒後，要多吃點蘿蔔，吃下的蘿蔔，像是向妳身體裡輸送了掃毒部隊，所以，有句俗語說：「蘿蔔嗝，臭了別人，淨了自己」。李時珍在《本草綱目》中明確指出，蘿蔔能「大下氣、消谷和中、去邪熱氣」，民間甚至有「常吃蘿蔔，百病都不生」之說。而從現代營養學的研究來看，蘿蔔確實營養豐富，除了含葡萄糖、蔗糖、果糖、粗纖維、維生素C和多種礦物質及少量粗蛋白外，還含多種胺基酸，多食能增進身體的免疫能力，甚至還對癌細胞的生長有抑制作用，因此，近年來更被列入抗癌食譜。

現在人們的生活條件好，每頓都是大魚大肉，特別是過年過節期間。但是，肉類和油膩的食物吃多了，消化道疾病自然找上門來，最常見的就是胃脹、食慾不振、便祕等症狀，這時多買些脆嫩的蘿蔔來，切成絲，拌上適量的醋和糖，吃起來酸甜爽口，既解膩又能清除體內的熱毒，有助消化。這是因為蘿蔔中含有一種芥子油成分，它和蘿蔔中的酶相互作用，能促進胃腸蠕動，增進食慾，促進消化。特別是吃過肉類等油膩食物

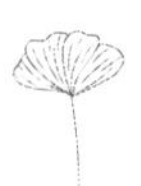

後，再吃點蘿蔔更為有益。

蘿蔔的做法有很多，可生吃，可做菜。如果生吃，可選脆嫩的蘿蔔，把它切絲，拌適量醋、糖，酸甜可口。如果用蘿蔔煮水當茶喝，可有效預防感冒。具體方法是：取新鮮多汁的白蘿蔔兩百五十克，洗淨切片後，加三碗水，煎煮至兩碗，趁熱喝一碗，一小時後再喝第二碗，照此法連喝三天。

如果是冬天的話，我推薦大家用白蘿蔔與羊肉一起烹飪，它們倆是最佳拍檔。在烹飪時，芥子油還能發揮出一種神奇的作用，去除羊肉所特有的膻氣味兒，而羊肉中所含的物質也會中和白蘿蔔中的辛辣味兒。再加之羊肉能暖胃，白蘿蔔順氣，兩者搭配，對身體可謂是大有好處的。

需要特別提醒的是，由於蘿蔔性寒，脾胃虛寒或陰盛偏寒體質者不宜多食。有十二指腸潰瘍、胃潰瘍和慢性胃炎的患者也忌食蘿蔔。另外，蘿蔔有行氣破氣之效，因此，正在服用中藥，特別是服用人蔘、生地黃黃、熟地黃、何首烏等補氣藥物的人，不宜同時食用蘿蔔，以免「一補一破白忙一場」。

久坐傷氣，沒事時多動動

一個人如果在椅子上坐久了，就會感到腰背疲勞，下肢也會痠脹，特別是女人，更易患上婦科病，甚至還會導致不孕。

有一天中午，快要吃午飯的時候，我突然聽到樓梯間多了很多人的腳步聲，同時還伴有哭聲。我打開門，一問才知道，樓上的老太太上午在打牌時，突然牌掉在桌子底下，她想彎腰去撿牌，卻再也沒有起來。醫生診斷她是死於突發性心臟病。

後來，我仔細想想，說她死於心臟病，其實只是一個泛泛的概念，具體來說，應該是坐得太多了。

一般來說，人壽命的長短，在一定程度上取決於心臟功能的強弱和肺活量的高低。愛運動的人心臟功能會強一些，肺活量高一些，就能把身體的老化現象降低到最低程度。反之，心跳快的人心臟功能相對弱，每搏輸出量相對減少，因此衰退的速度就快。人如果久坐而不注意活動，可能引起許多疾病，由於身體對心臟工作量的需求減少，可能導致心臟泵血衰弱、心臟功能減退、血液循環變慢，從而引起肢體缺血、大腦缺氧、智力減退等。

樓上老太太自從退休之後，幫著兒子帶了幾年孩子，等孩子上學後，天天都是牌室的常客。妳想想看，都快七十的人了，天天坐在椅子上打牌，肌肉得不到放鬆，心臟也時刻緊繃著（贏了高興，輸了傷心），時間長了，不出問題才怪。

幾年前，我的一位長輩因為眼睛失明，再加上年紀也大了，就終日躺在床上，除了

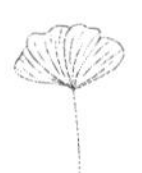

大小便挪到床邊的馬桶上解決外，一年三百六十五天都是躺著。後來，我回去看望她，發現她除了眼睛外，其他地方都沒有什麼問題，於是就和另一個人一起攙扶著她，想讓她下來曬曬太陽。從臥室到屋外，也就是不到十公尺的距離，我們兩人扶著她硬是走了半個小時，一是因為眼睛看不見擔心摔跤，最大的原因是長時間躺在床上，肌肉萎縮了，腿無法受力，所以每走一步她的腿都在發抖。

在中醫文化中，過勞與過逸都是不利於養生的。除了行勞、神勞、房勞以外，久坐、久臥也被歸入過勞的範疇。久坐傷氣，也叫「久坐傷肌」，就是肌肉開始退化了。久坐的第一大問題就是直腸癌和結腸癌的高發。

怎麼說呢？當妳的臀部和椅子親密接觸後，腹部、臀部和生殖器都蜷縮在一個狹小的空間裡，勢必造成血液流通不暢。血液流通不暢就像一塊土地需要有足夠的水給它滋潤，它才可能生長出各種生物等。如果說妳久坐，這個地方窩著的結果，就導致滋養的能力相當差，而這個能力差我們就叫做循環代謝差。而循環代謝差的時候，其實很多人沒有意識到，這個循環代謝差（就是滋養不夠的情況下），土地會貧瘠，還會沙漠化，什麼問題都會產生。因此，現在的直腸癌和結腸癌是對長久坐的人的一個最可怕的風險。

現代社會，很多人一方面勞心勞力，另一方面久坐久臥，有的人更是追求安逸生活，疏於勞作，這也不利於人的健康。人的氣血需要不斷循環而且是有規律的，如果過度的養尊處優或者過度安逸的話久而久之會成為致病的因素，引起氣機凝滯或者是淤血的形成。久坐或者久臥，氣血就運行得不好，肌肉本身功能也會下降，和用進廢退的道理一樣。

現在，很多人進樓有電梯，出門有汽車，生活實在太舒適了。可是事實上，對於身體來說，生活過於安逸未必是件好事。要做到勞逸結合，才能更好的維持健康的身體。然而勞逸結合又要把握好一個度，《黃帝內經》中提到的「形勞而不倦」，是我們的祖先關於勞逸養生的智慧心得，也是當今人養生的借鑑準則。

一個人如果在椅子上坐久了，就會感到腰背疲勞，下肢也會痠脹，特別是女人。有一次，我有一件羊毛線衫破了個洞，想找人修補，在大街上一轉，還真發現有一個四十多歲的女人在商場門口專門幫人縫補衣服。在等候的過程中，我和她聊起家常。我說您這工作也很有意思，一根針，幾顆線，就能賺錢了。她聽我這麼說後連連直搖頭，她說每天都坐在這個凳子上，時間長了腰特別痛，特別是夏天，屁股上都長瘡了。還有一句話，她可能是礙於第一次見面沒有說，長期保持一個姿勢坐著，對女人的婦科特別不好，如果我沒猜錯的話，她的婦科應該也有問題。

根據臨床統計，久坐，對於那些本身就有子宮過度前傾或者後傾問題的人來說，會導致經血逆流入卵巢，引起下腹痛等問題。加上缺乏正常運動，導致氣血循環障礙，下

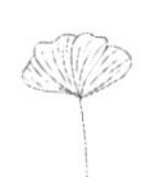

腹腔包括盆腔血液循環不暢，造成卵巢供血不足而缺氧。如果坐姿不佳，還可能引起慢性附件炎，導致病原體經陰道上行感染並擴散，繼而影響整個盆腔。尤其是女性經期，久坐容易使經血逆流，造成慢性盆腔充血，刺激周圍神經而造成腫脹，甚至還能導致女性不孕。

因此，此時此刻正坐在辦公室拼命工作的女性們，坐在辦公室喝著下午茶的女白領們，正在網上閒逛的宅女們，快快起身活動妳的身體吧。方法很簡單，可以邊聽音樂邊進行，也可以邊欣賞窗外的景色，一邊活動筋骨，對妳的身體健康非常有益。

一、坐在凳子邊沿，雙手放在臀部兩側，用力支撐，使臀部稍稍離開椅子，同時背部挺直，臀部肌肉收緊，再放鬆，做四次。

二、上身挺直，吸氣時收緊腰腹部，保持二到三秒，再呼氣，重複四次，可緩解腰背痠痛。

三、吸氣時雙肩向後用力收緊，保持五秒再呼氣放鬆，做四次，對肩背痛有效。

四、雙腿彎曲抬起，手抱小腿，膝蓋貼近胸部，做四次。可促進腿部血液循環，防止下肢腫脹。

五、坐在椅子上，手扶腰部，向左右扭轉到最大限度，做八次，可強健腰部肌肉。

六、坐在椅子上，雙腿輪流屈膝向上抬，雙臂在體側前後擺動，像跑步的樣子，重複三十次。這個動作可以促進全身血液循環。

最後，我再囉嗦一句，女人，為了妳的身心健康，即使是工作的需要，也一次不要連續工作超過八小時，工作中每隔兩小時應進行一次約十分鐘的活動，或自由走動或做「擴胸運動」等。要知道，女人美麗的不僅僅是外表，還包括健康的體魄。

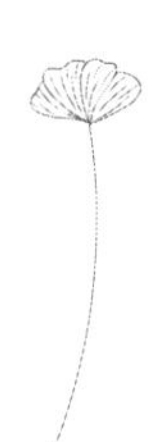

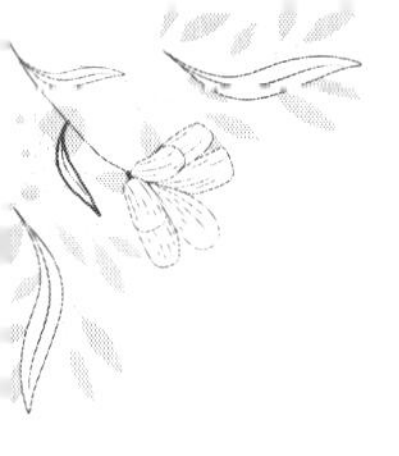

第三章 女子以肝為先，舒肝氣養肝血讓女人的魅力無限

肝，在五臟中擔任著將軍這一職位，肝還是一位智者，能夠給其他臟腑「出謀劃策」。就好比說，人體本身就是一個戰場，肝臟是率隊的「將軍」，其他器官是肝的領導下的「士兵」。在外部的病毒和邪氣來侵襲的時候，肝臟的責任就是合理的派兵遣將，然後率領大家一起應敵。如果這位將軍狀況不好了，那麼這場仗的勝負就很難有把握了。

好多女性朋友只圖一時的痛快，稍不順心就發脾氣。但妳知道嗎？妳每發一次脾氣都會助長肝火，肝火越大，人的脾氣爆發越不能自控，肝臟受到損傷，排毒功能降低，內在的毒素就會越來越重，慢慢的堆積在血液裡就形成斑斑點點，形成黃褐斑，也叫肝斑。

所以，女人養生，首先就要養肝。肝裡的氣血充盈、通暢，什麼長斑、長痘、脫髮、油脂過多、失眠、乳房腫瘤等問題，都可以迎刃而解。

肝不好，血不養身，女人的幸福就如「無米之炊」

美麗的女人是用血養出來的，沒有了血，女人的幸福就是無米之炊。而女人的肝，作為身體的大血庫，先天就比男人要脆弱得多。加上女人天生的敏感和思慮過多也很容易使肝受傷。所以，好好的養肝護肝，才會在合適的季節開出美麗的花朵，才是女人活得幸福的王道。

身為女人，最為特別的一點，就是每個月都會有月經，就像每個月都開的月季花一樣。女人來月經，每個月都要失去一部分血，流產、生孩子也要大量的流血，當了媽媽以後，為孩子餵奶，奶水也是由體內最優質的血液的精華凝練而成的。還有些女人喜歡哭，其實眼淚也是血液轉化的。

所以，不論是從女性的生理特點來看，還是從其心理特點來看，女人的一生，都在大量的流失血液，中醫一直強調「女子以養血為本」。

那麼，女人該如何養血呢？一粒種子種在泥土裡，如果光照合適、土壤肥沃、水分充足，自然會生根發芽長大，開花結果，否則即便是長出來，也會是枯黃、沒有生氣的。而女人要是缺血的話，就會出現皺紋早生、面色枯黃、唇甲蒼白、頭暈、眼花、乏力、心悸等症狀，並且會老得很快。還有的人會覺得四肢麻木，出現月經量少，甚至閉經的現象。

在人體的五臟六腑中，哪個器官可以養血呢？那就是肝。《素問．靈蘭祕典論》中曾經有一句話十分生動的表示了肝臟的地位，它說「肝者，將軍之官，謀慮出焉。」這句話說明了，肝，在五臟中擔任著將軍這一職位，如果說，人體的五臟六腑都各司其職，擔任「將軍」和「士兵」的職位，那麼誰又是武器呢？武器就是氣血。中醫講，肝藏血，也就是說武器平時都歸肝臟這位將軍保管。另外，肝主疏泄，可以調理氣血。再驍勇善戰的將軍也不能一個人去打仗，所以就得把武器分配給大家。怎麼分呢？就得借助於氣這個媒介，把血分配出去，所謂「氣為血之帥」，這說明了氣對血的推動作用。

此外，中醫還有肝藏魂的說法。魂，簡單來說就是人的精氣神。肝氣如果虛了，那麼人就沒有什麼精氣神了，說白了就是沒有中氣。

曾經，有一位媽媽帶著女兒來我這裡問診，女兒二十一歲，十三歲來的月經，那位媽媽當時說女兒最近半年經血的量很少。我仔細打量著這個女孩，五官長得很漂亮，但是臉色很白。我讓她伸出手來瞧瞧，卻發現手指指腹扁平，手掌厚而無力，彈性差，指甲泛白，指甲上的月牙除了大拇指和食指有半月形的「小月牙」，其他的三個手指都沒有。

看到這兒，我心裡就有數了。我問她說，如果沒有猜錯的話，應該還伴有眼乾、發澀，還有耳鳴的情況。小女孩怯怯的說：「是有一點。我以為是一天到晚呆在家裡畫畫，太疲勞造成的。」我說長時間集中畫畫是一部分的原因，但更重要的問題在於肝，明顯的肝氣不足。按道理來講，二十來歲的女孩沒有生過孩子、沒有得過大病、生理週期正常的，應該面色紅潤，皮膚水嫩水嫩的，但她卻恰好相反，像一株缺乏水分和光照的植物一樣，風一吹就要倒了似的。幸虧她的媽媽帶著她來了，如果產生閉經，時間久了，就有可能導致子宮和卵巢萎縮，以後還有可能生不了孩子。

聽我這麼說，她媽媽就緊張起來，「這該怎麼辦？」

我告訴她，肝不好就要養肝。春季是養肝的最好時期。飲食上，少吃酸味，多吃甜味，五色中，綠色食物能幫助肝氣循環、代謝，消除疲勞，舒緩肝鬱，應該多吃一些芹菜、菠菜、油麥菜，以及一些黑米、高粱米、紅棗、桂圓、核桃、栗子等食品，加強養肝。

其次，養肝還要多運動。肝主筋，筋又主人體的行走和運動，所以運動也是護肝的一種方式。散步、踏青、打球和打太極拳等，都能達到疏肝活血的目的。我給她推薦了一種可以養肝的「噓」字功：兩腳自然分開站立，採用腹式呼吸，用鼻子吸氣，用嘴呼氣。吸氣時兩唇輕合，舌抵上顎，呼氣時收腹，提肛，同時發出「噓」音。音調要柔細勻長，使氣呼盡，噓後調息時要閉目凝神。按照以上的方法，早晚各做一次，只要妳天天堅持，一定可以收到好的效果。

聽我說到這裡，她媽媽開始埋怨起女兒了，「妳看，我讓妳多運動，別老待在屋子裡畫畫，要多出去走走，妳就不聽，還嫌我囉嗦，現在出問題了吧？」女兒朝媽媽做了一個鬼臉，意思是不該在別人面前吐槽自己。

現在確實很多年輕女孩喜歡待在家裡不出門，美其名曰「宅女」。但是，這宅也要適度，千萬別宅出問題來。美麗的女人是用血養出來的，沒有了血，女人的幸福就是無米之炊。而女人的肝，作為身體的大血庫，先天就比男人要脆弱得多。女人天生的敏感和思慮過多也很容易使肝受傷。所以，好好的養肝護肝，才會在合適的季節開出美麗的花朵，才是女人活得幸福的王道。

「久視傷肝傷血」，保護眼睛就能養肝血

每年一到秋季，就會有很多人來問診，說眼睛感到很乾澀，這其中有很多是女性朋友。秋天，原本就是空氣乾燥，人很容易感覺到嘴巴乾、嘴唇緊繃、眼睛乾澀，如果再加上用眼過度，感覺就會更加明顯。

有一位二十多歲的公司白領來問診。據她自己描述，由於從事設計工作，眼睛整天對著電腦螢幕，即使是中午休息時間，她也習慣性的在網上聊聊天或玩一會兒遊戲，眼

睛幾乎不離開電腦。這陣子，她感到有點頭昏、頭痛，有時候腸胃不太舒服，最要命的是，原本正常的月經也開始延後而且量時多時少。臉上還冒出不少小痘痘。

一涉及到顏值問題，她才警覺到要去看醫生了。經過我各方面的診斷，她是因為傷了肝氣，周身氣血運行紊亂，加上近日精神壓力過大，心脾不足，才引起了月經不調。

中醫上講「久視傷肝」，肝通目，若肝血不足，易使兩目乾澀，視物昏花。眼之所以具有視物功能，全依賴肝精、肝血的濡養和肝氣的疏泄。肝經上連目系，《靈樞．經脈》說：「肝足厥陰之脈……連目系。」肝的精血循肝經上注於目，使其發揮視覺作用。《靈樞．脈度》也說：「肝氣通於目，肝和則目能辨五色矣。」肝的精血充足，肝氣調和，眼睛才能發揮視物辨色的功能。

如果妳長時間對著電腦，用眼過度的話，自然要耗損肝血。我們的肝臟就像身體裡的一個血庫，如果血庫裡的血不充足，就會出現眼睛乾澀、視物不清、小腿抽筋、腰膝痠軟、手足無力、手指不靈活、皮膚出現斑點、情緒不穩定、月經不調等一系列症狀。這一系列問題的禍首便是「久視」。

我們常說，「眼睛是心靈的窗戶」，事實上，眼睛是肝的窗戶。肝血不足讓很多女人過早的出現人老珠黃的現象，以及眼角下垂，眼皮鬆弛往下耷拉並出現魚尾紋，眼睛看人不靈活，而且暗暗的沒有光澤等症狀。所以，常常聽人說，人老是先從眼睛開始的。

那麼，我們該如何呵護這扇寶貴的窗戶呢？我推薦大家多練習「三多」。

一、可以多眨眼睛。這樣做的目的是為了促進眼淚的分泌，避免眼睛表面的過度乾澀。另外，眼睛在長時間近距離使用後，動動因專注而常忘了眨眼的眼睛，練習一下看近景，再看一下遠景，使眼球旁的肌肉得以放鬆，避免眼睛過勞情況的出現。

在孫思邈的《千金方》中，還記載了一個護眼的「五行美眼功」。孫思邈一百歲時才開始執筆寫《千金方》，雖為百歲老人，但他的眼睛卻一點都不渾濁，也不花。「目宜長運」就是他常用的養眼功法。方法很簡單：每天轉眼球，左五十下，右五十下；按揉太衝穴一分鐘；每天遠眺半小時，以綠色植物為目標。我常常把這個方法推薦給很多學生和職場人士，很多人都向我反映，堅持三個月後，都有非常顯著的療效。近視二百度以下的，視力全部恢復正常；高度近視的，度數也都有不同程度的下降。

二、可以多按穴位。工作一段時間以後，可以適當停下來休息一會兒，輕輕按摩眼睛附近「印堂、睛明、太陽、風池、百會」等穴位，還可由眉毛的內側往外側進行適度按摩，這些做法都有利於眼部視力的保健。

伏案工作時，可以採用腳踩大腳趾和太衝穴（位於腳背側，第一、二蹠骨結合部之前凹陷處）、行間穴（在腳背側，當第一、二趾間，趾蹼緣的後方赤白肉交際處）的方法。如果可以放下手裡的工作，閉目休息一會兒，那就一邊踩按大腳趾和太衝穴、行間

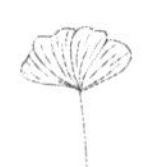

穴一邊閉目養神，同時還可以用手揪自己的耳垂和耳尖後上方。睡覺前用熱水泡腳時也可用手指按壓肝經上的太衝穴、行間穴。躺在床上後還可以用一隻腳的外踝去按摩另一隻腿上的足三里，也可以用這個辦法按摩豐隆穴。

三、可以多打呵欠。適當的打呵欠可以讓眼淚充盈眼眶，增加眼部的溼潤度。它的效果有時候比多眨眼睛還要好。當然，這一動作適宜在無人或少人時或用手擋住臉部進行即可，畢竟在大庭廣眾之下「打呵欠」不太雅觀。

我還有一個好姐妹，在圖書館工作，從前整天對著書本，現在整天對著電腦，到了一定歲數，她還真有點不太適應，經常覺得眼睛乾澀、眼皮跳，有時候就會去藥店買一些眼藥水來緩解。有一次，她看報紙時發現眼藥水裡也含有防腐劑、抗生素之類的成分，把她嚇得趕緊不用了。但是停用眼藥水，眼睛還是很難受，就來問我看有沒有什麼妙招？

這一問，還真的問對人了。對付眼睛乾澀和眼皮跳很簡單，一是常常揉捏耳垂。耳垂是眼睛的反射區，揉捏耳垂，就等於給眼睛做眼保健操，而且還不用記那麼多穴位，操作安全，絕對不會傷到眼睛。

另外一個方法，就是去藥店買一瓶蒸餾水，用注射器將蒸餾水注入到一個空的眼藥水瓶子裡，用它來替代眼藥水。蒸餾水是不含任何雜質、最潔淨的水，用它來滋潤眼睛，沒有任何副作用，而且一瓶蒸餾水的價格也就是三塊錢左右，可謂是便宜、安全，又有效。不過，千萬不能為了圖省事，用礦泉水、礦物質水等其他瓶裝水來替代。

玫瑰花疏肝益氣，氣不鬱的女人自然美

抓一小把漂亮的乾玫瑰花，灑在透明的玻璃容器裡，倒上熱水，蓋上蓋子，搬一把凳子，翻開雜誌，等到水溫降到不燙的時候，從壺嘴緩緩的倒入杯子裡，淡淡的玫瑰花茶，滿屋子都彌漫著花香，像美酒一樣，沒喝人就已經醉了。

也許，妳會說這樣太賣弄情調，其實不是的。身為女人，就要懂得如何愛自己，這樣才能有心情，也才有精力去愛更多的人。

生活中，我經常看到兩類女性朋友。一類人就像林黛玉一樣，雖沒有整天淚水漣漣，但至少也是整天鬱鬱寡歡。《紅樓夢》裡賦予她一個很美麗的傳說，說林黛玉本是天上的絳珠仙草，在快要枯萎的時候，被神瑛侍者用甘霖所救。絳珠仙草為了感恩，就發誓轉世要把一生的眼淚還給神瑛侍者，所以在《紅樓夢》中，林黛玉的一生都是淚光點點的，她把眼淚還給了神瑛侍者化身的賈寶玉之後就香消玉殞了。其實，從中醫來看，林妹妹那流淌不斷的淚水，只說明了女性的一個重要病症——鬱症，這一點也不難理解。

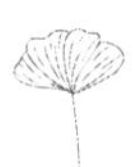

如果我說《紅樓夢》裡的王熙鳳也得的是鬱症，可能大家都會持懷疑態度？像王熙鳳那麼風風火火的人，怎麼可能是鬱症呢？她的大嗓門、爭強好勝、眼裡容不下沙子的性子早就把她的鬱氣釋放出去了。這種人，在生活中性格很豪爽，大碗喝酒、大口吃肉，喜歡控制局面。在家裡，也總是像女王一樣指揮著老公。

其實，這兩種人都是鬱症。林黛玉天生就是一個典型的鬱症，而王熙鳳的鬱症是肝氣受傷所致。在《紅樓夢》第五十五回中，王熙鳳因操勞太過，一時保養不慎，流產了，並留下了「下紅之症」；而七十四回說她抄檢大觀園之後，氣虛不攝血，當天夜裡便「淋瀝不止」。因此，當肝氣受傷，發散功能就運行不暢，鬱結就形成了。肝氣越鬱結，就越需要發散，所以更需要一些激烈的手段以排遣情緒。

遇到這樣的人，我都會非常誠摯的推薦她們用玫瑰花泡茶喝。玫瑰花泡茶不僅養眼、排毒，更重要的是解鬱氣。

一代女皇武則天就非常鍾情於用玫瑰花養顏，她每天早晨必飲玫瑰花露，睡覺前將臉及全身敷上玫瑰花瓣。所以在她年過六十的時候，看上去仍舊面若桃花，粉紅細嫩，全身散發陣陣的香氣。

四大美女之一的楊貴妃，也非常善用玫瑰花來養顏。據史書記載，楊貴妃不僅喜歡在沐浴時往浴池裡灑玫瑰花瓣，而且在她房間的地上，以及她一路從房間走到浴池的路上都鋪滿了各式各樣的玫瑰花瓣。正是有了玫瑰花的滋潤，才會集唐明皇的「三千寵愛於一身」。唐代詩人白居易曾在《長恨歌》中，用「回眸一笑百媚生，六宮粉黛無顏色」來形容楊貴妃，由此可見她是多麼的千嬌百媚和雍容華貴了。

玫瑰花的藥用價值，自古就有記載。《本草再新》中說，玫瑰花可「舒肝膽之鬱氣，健脾降火。治腹中冷痛，胃脘積寒，兼能破血」。而《食物本草》則說，玫瑰花具有「主利肺脾，益肝膽，辟邪惡之氣，食之芳香甘美，令人神爽」的功效。另外《泉州本草》認為，玫瑰花可以治療「肺病咳嗽痰血、吐血、咯血」等疾病。

我們知道，肝經主要分布在人體從小腹向上經過胸肋脅兩側和乳房，再從頸項兩側向上到頭頂的部位。肝氣鬱結的人一旦生病，經常會有胸肋脹痛或竄痛。作為女性來講，還會出現乳房及小腹脹痛，以及引起月經不調、痛經等。如果氣鬱結在咽喉的部位，便會出現喉嚨有異物且咳又咳不出來的症狀；如果氣鬱結在頭部，就會出現頭痛、頭暈等。這些都是肝氣鬱結的表現。

曾經有一位三十多歲的女人到我這問診，說最近這段時間總是莫名其妙的頭痛，容易失眠、多夢，還伴有月經不調。其實，不用問就知道，她這是壓力太大了。我就問她是不是有什麼心事？她說自己在準備考博士，家裡有一個二歲的孩子，每天還要上班，而婆婆由於長期幫她帶孩子，心裡難免有點不愉快，經常和她鬧矛盾。可想而知，她身

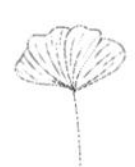

處在「水深火熱」之中，有多重壓力而無法釋放，自己憋在心裡。時間長了，白天的情緒累積到了晚上，一點一點像放電影一樣出現在腦海，肝氣鬱結，神魂不定，就容易失眠、多夢。

遇到這類情況，很多人都會推薦用逍遙丸。逍遙丸不僅用於治療婦女乳房小葉增生，只要是肝氣鬱結所引起的病症，都可以用它來治療。不過，在這裡我要給大家重點推薦的，不是逍遙丸，而是我在前文提到的玫瑰花。

用佛手和玫瑰花組合成一款優雅靜神的花茶，可以很好的幫助妳解鬱氣。做法很簡單，用十五克佛手洗乾淨，放到水中煮半個小時，把渣濾掉，然後用剩下的汁泡玫瑰花喝。這道茶裡玫瑰花味甘，微苦性溫，具有行氣解鬱的功效；佛手能理氣和中，疏肝解鬱，燥溼化痰，同時還能幫助玫瑰花更好的發揮作用。

然後，還可以做一道疏肝解鬱的美食——玫瑰花烤羊心。這是一道源於《飲膳正要》的藥膳，可以說是一個古方了。中醫裡有句話叫「肝藏血，心行之」，動物臟器是「血肉有情之品」，「以臟補臟」，容易產生「同氣相求」的效果。所以這裡的羊心主要是用來補心的。主要是因為心具有「主血脈」的功能，經常愁眉不展，難免心血不旺。「肝藏血，心行之」，心血不充盈，就難以正常運行肝臟所藏之血，久而久之，使肝氣鬱結，變得急躁易怒。正因為心與肝的關係異常密切，所以，人們常用「心肝」比喻最親近、最疼愛的人。

做這道菜的時候，可取鮮玫瑰花五十克（或乾玫瑰花十五克，羊心五十克，食鹽五十克。）將鮮玫瑰花放入小鍋內，加入食鹽，煎煮十分鐘，放冷備用。將羊心洗淨，切成長五公分、寬三公分、厚約一公分的小塊，穿在燒烤叉串上，邊烤邊蘸玫瑰鹽水，反覆在明火上炙烤，烤熟稍嫩即可。

不管是菜譜還是茶，身為女人，都別忘了玫瑰花——這個世界上象徵愛情，象徵美麗的花朵。若是嫌入菜麻煩的話，每天給自己泡上一杯玫瑰花茶，飲一小口，頓時清香襲來。說妳小資也好，說妳賣弄情調也罷，只要自己開心、身體健康，又有何妨呢？

每天晚上十一點前上床睡覺，養血排毒女人自然美

在民間，常有「男靠吃、女靠睡」的說法，睡覺對女人來說，是最好的美容方法。如果妳用心觀察，會發現妳身邊那些皮膚好，有光澤的女人通常都是重視睡覺的人。

前段時間，各大網站和報紙都報導了一則令人震驚的消息：女博士于娟剛剛從瑞士學成歸來，工作了一年後，就患上了晚期乳腺癌。一年多來，出生入死，經歷了數次化療，最終因為身體產生抗藥性，無奈撒手而去，留下了一個年幼的兒子。

她在化療期間，嘔心瀝血寫下「活著就是王道」的生命日記感動了無數網友。在日

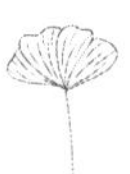

記中，她總結了諸多自己之所以罹患癌症的原因，其中有一條就是自己很多年來都是晚睡和超時工作。近十年來，很少十二點之前睡覺的，特別是考試期間，通常好幾個通宵不睡看書，然後臨時抱佛腳去考試，竟然還考過了。

以前，她還非常得意自己這個招數，殊不知卻害了自己。在瑞士留學期間，為了賺足學費，早上四點就起床送報紙，兼職多份工作……回過頭來，她分析過去的點點滴滴，正是晚睡和高強度工作危害了身體的免疫機能。就像一輛汽車一樣，平時跌跌撞撞一直不保養，一踩油門就徹日徹夜的瘋跑瘋開半個月。一年這麼用個四、五次，就是鋼筋鐵打的汽車，被這麼折騰得使用，開個二十幾年也就報廢了。

再看看我們身邊的很多女性朋友，一邊用著昂貴的化妝品，抱怨自己的臉色差、皮膚衰老得快，一邊又馬不停蹄的工作、加班、上夜店、打保齡球以及在各個網站和論壇無休止的逛到深夜，這樣極端的生活方式，皮膚變差只是最輕微的表現了。

其實，在我們每個人的身體裡，都有一座鐘錶，它時刻調節著我們的睡眠，白天讓我們醒來進入一天緊張的學習和工作中，而夜晚則令我們昏睡，恢復一天以來的消耗。人體的生理時鐘一亂，不能正常運轉，人就容易出現以下幾種情況，最後會得病、早衰、折壽。比如人體各功能性器官的生理功能會在短時間內大幅度下降。如果熬夜太多，就會出現眼球充滿血絲，這個情況可用睡眠來調節；如果疲勞過度，就會出現眼圈發黑，這個情況可用休息來調節；如果舌苔發白，表明胃部不適，這個情況可用飲食來調節；如果精神緊張，很可能會導致心理失衡，這個情況可用緩解心理壓力來解決。長期生理時鐘顛倒的人，身體的免疫力會大幅度下降，其癌症發病率也要高出很多。所以，及時的調整生理時鐘是非常必要的。

生理時鐘顛倒，還會導致荷爾蒙分泌異常。由於生理時鐘是由內分泌系統調控的，因此生理時鐘顛倒會導致內分泌系統的異常，進而導致荷爾蒙分泌異常乃至紊亂。曾見過一篇報導說，英國就曾經出現過因為生理時鐘紊亂而長出鬍鬚的婦女，長期生理時鐘顛倒可能對包括生育在內的多種生理功能產生傷害。

在《黃帝內經》中，就提出了適應時辰變化的作息制度，後來，養生學家又創立了十二時辰養生法，將一晝夜分為子、丑、寅、卯、辰、巳、午、未、申、酉、戌、亥十二時辰，對應著人體的心、肝、腎等內臟。若妳不守時睡眠，隨意改變睡眠時間，或熬夜不睡覺，妳的健康便會不可避免的會付出代價，會對內臟造成傷害。

自然界的春夏秋冬、寒暑更替，組成了一年的光景，人體的養生睡眠與自然界相應，也由四個時段組成——亥、子、丑、寅，這四個時辰對應著四季輪轉，人必須睡好養生覺，這是固定不變的規律。但並不是說睡眠的時間越長就越好，而是要嚴守正確睡眠時間，下面我為大家說說這中間的道理：

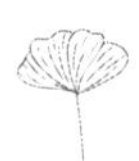

亥時（二十一時到二十三時），從中醫上來說，亥時正是人體陽氣最為衰微、陰氣最旺盛之時，亥時進入睡眠，就像動物進入冬眠。在亥時中睡眠，「人臥則血歸於肝」，氣血回到都回到肝臟中重新調整，重新做血的過濾和保養，百脈得以休養生息，第二天我們才能「足受血而能行，掌受血而能握，指受血而能攝」，這對於減輕壓力、放鬆精神和內分泌的自我調整修復都是極其有益的。

子時（二十三時到凌晨一時），子為鼠，象徵著人體的生氣在這時是最弱的。雖然弱但卻仍很有活力，此時，是氣血流經膽的時期，膽最旺，而腎最弱，而那些晚上缺覺，特別是那些熬夜加班加點、不注意睡好子午覺的人，肝功能很容易受損。想要腎好，妳千萬別在自己最虛弱的時候再刺激它。同時，子時裡，血在膽。膽經在值班，它的工作是升發陽氣，膽經攜著五臟六腑的陽氣升發，身體內在自我修復，正是萬象更新的時刻，所以此時一定要進入睡眠。凡在亥時能夠入睡者，第二天醒後，頭腦清晰、氣色紅潤。而那些經常到了子時還不上床睡覺，甚至過了子時仍然在熬夜的人，看起來總是氣色青白，這一類人常常會由於膽汁無法正常新陳代謝而變濃結晶，形成膽結石等病症。

丑時（凌晨一時到凌晨三時），丑時血在肝，肝經開始開工了，也是肝休息的最佳時間。肝臟是我們的重要解毒臟器，「肝為罷罷極之本」最怕勞累。此時如果要工作，經年累月下來，將會產生肝部問題，其中以肝膽發炎及皮膚問題最為常見。尤其是空姐、護士、自由職業者、藝術創作者、上夜班者等工作或生活上常需要熬夜的人，因睡眠時間與自然規律相反，使肝無法獲得及時的修復和充足的休息，容易產生肝膽火熱的後遺症。女性易出現月經提前、色鮮紅、量少或一直不來等。這表明，妳的肝已經出問題了，妳最該做的，就是及時調整自己的睡眠時間，早點睡覺。

我們常講，子時是春生覺，丑時是夏長覺，丑時過後，就是寅時（凌晨三時到凌晨五時）了，此時，心肺啟動，血在肺，輪到肺經值班了。為什麼很多心臟病患者常常死於凌晨三、四點呢？這個道理用中醫的理論很好解釋，因為寅時，氣血都到肺裡去了，肺是人體的宰相，它的職責是把肝經產生的新的血液輸送到各個臟腑中，保證其他臟腑的補充供給，此時的睡眠，正是收獲氣血能量的重要階段，就像秋季一樣，一片豐收的景象，五臟六腑正在享受著豐收的喜悅。這時，如果妳還在睜著通紅的眼睛，還不睡覺的話，那肺就失職了，臟腑沒有收成，冬天沒有糧食，五臟六腑就要「挨餓」了。

這樣，在子、丑、寅、卯這四個時辰，如果妳睡好了覺的話，可以說是氣血大豐收了！

在民間，常有「男靠吃、女靠睡」的說法，睡覺對女人來說，是最好的美容方法。如果妳用心觀察，會發現妳身邊那些皮膚有光澤的女人通常都是會睡覺的人。如果妳自己加班熬夜到很晚，過幾天照鏡子時，妳就會深刻懊悔——為什麼妳的皮膚變得那

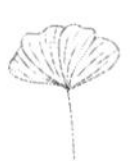

麼差了？

前面，我們已經知道熬夜的危害，也知道睡覺的益處，那麼，聰明的妳應該知道怎麼做了吧！那麼，趕快去睡覺吧！每天在十一點前上床睡覺，保證妳神清氣爽自然美。

當然，我並不是不建議女性朋友拚命工作，在家當一個居家小主婦就可以了。現代的女性在拚命工作的同時，應該懂得如何保護自己，安排自己的生活，千萬不要先用身體來換名利，等有了名利後，再回頭來救命。就像於于娟在部落格裡說的那樣，「在生死臨界點的時候，妳會發現，任何的加班，給自己太多的壓力，買房買車的需求，都是浮雲。如果有時間，好好陪陪妳的孩子，把買車的錢給父母親買雙鞋子，不要拚命去換什麼大房子，和相愛的人在一起，小坪數也溫暖。」

沒事也要找事樂，高興就是對肝最大的養護

中醫認為憤怒、暴躁的情緒傷肝，肝是人體最大的排毒器官，主管著淨化血液、清理內在毒素的艱巨任務。而肝就像一個暴躁的大將軍，妳每發一次脾氣都會助長肝火。肝火越大，人的脾氣爆發越不能自控，肝臟受到損傷，排毒功能降低，內在毒素就越來越重。

身為從醫工作者，經常遇到一些女性朋友，一進門，嗓門就大得不得了，讓她描述

一下自己的病情，跟要醫生吵架似的，整個走廊都能聽見她的聲音。碰到這類病人，我總會耐著性子，把她的病情來龍去脈，該吃哪些藥？怎麼吃？平時生活注意什麼？自己要怎麼調整等，說個一清二楚。然後，她們才會滿意而歸。我這麼做，不是懼怕她的暴躁脾氣，而是深知這類病人的肝火旺，總會莫名的發脾氣，情緒再激動的話，病情就好得慢。

有一次，我就碰到過這樣一位患者。她和我的年紀差不多，將近五十歲了，是一個即將退休的紡織廠工人，無情的歲月已經將她臉上的光澤褪去，冒出星星點點的斑點。她說最近總覺得乳房脹痛，月經也不太正常，而且脾氣也很暴躁，動不動就發火，搞得兩夫妻的關係很緊張，問我有沒有什麼藥可以調節？

我仔細的看著她，跟她認真的說，「像妳這個情況，外用的藥都只能緩解一時的狀況，關鍵還在於妳自己，正所謂『心病還須心藥醫』。」不好，聽我這麼說，她更加緊張得不得了，「這麼說，問題出在我的心臟上了？我的心臟沒問題啊？血壓也一直很正常啊！這是怎麼回事？」

我伸出手勢，示意她暫停，聽我慢慢解釋。中醫認為憤怒、暴躁的情緒傷肝，肝是人體最大的排毒器官，主管著淨化血液，清理內在毒素的艱巨任務，有很多女性朋友只圖一時的痛快，稍不順心就發脾氣。肝為將軍之官，它就像一個暴躁的大將軍，妳每

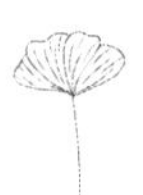

發一次脾氣都會助長肝火，肝火越大，人的脾氣爆發越不能自控，肝臟受到損傷，排毒功能降低，內在毒素越來越重，慢慢的堆積在血液裡就形成斑斑點點，形成黃褐斑，也叫肝斑。

聽我這麼說，她下意識的摸摸自己的臉說：「原來，我臉上的斑是肝斑，難怪我用了很多化妝品，都沒有用。」

是的，很多女性朋友只顧著買昂貴的化妝品往臉上抹，殊不知自己乾乾淨淨的臉上長的斑點問題出在自己的脾氣上。這肝斑，長出來容易，退下去可就難了，因為它涉及到多個方面，皮膚、內分泌、毒素，歸根究底原因出在妳的情緒上，就算妳用再好的化妝品，也不會收到太好的效果。這陣子退下去了，過一陣又浮出來，而且反而更嚴重，為什麼呢？因為妳並沒有去掉病根——脾氣。

她想了想說「有時候也覺得自己的脾氣不太好，也知道自己不該發脾氣，可就是控制不住，脾氣發完了自己有時候也會後悔」。

這一點很好理解。很多女性朋友在即將來月經的那幾天，脾氣會很大，看這裡不順眼，看哪裡也不如意。這時，男人們一定要多加體諒，發脾氣未必是她願意的，恰恰是她身體的原因。當肝火很大時，很容易熱火上炎，不能自控，多一些理解和忍讓，尤其是在女人那特殊的一段日子裡，如此一來你身邊的妻子才會越來越美麗，越來越健康。

聽我這麼說，她直拍大腿，「就是啊，我們家那位在一起幾十年了，怎麼就不能理解呢？回去我得好好跟他上一課。那我該怎麼辦呢？」

我說，「非常容易，就是少發脾氣，多微笑，每天都想一些開心的事，心情好了，人也就越精神了，有些事看得開了，脾氣自然就小了。」

可是她又問了，「有時候，有些事情，實在看不順眼了，不得不發脾氣！」

「當妳要發脾氣時，先自己在心裡從一數到五。如果妳還想發脾氣，那就記住一句話『妳每發一次脾氣，對妳的肝臟就造成一次傷害，妳臉上的黃褐斑就又多了一些』。」

很多人會問，會有這麼嚴重嗎？

我想告訴大家，絕對有的！《黃帝內經》上講「憂悲傷肺」、「恐傷腎」、「思傷脾」、「怒傷肝」、「喜傷心」，這些過度的不良情緒和心態，會在妳的身體裡留下印記。這也就是為什麼同樣的病症，同樣開藥，有的人病情好得快，有的人病情好得慢，甚至惡化了。絕對的和妳的心情關聯非常大。

曾經，我參加一次國際醫學交流研討會，一位在美國專門從事腫瘤手術的教授的一句話在我心裡留下非常深刻的印象，他說「微笑是世界上最好的藥物，微笑是最好的手術，微笑比我的手術刀還有效。」這不是一句毫無根據的話。美國有醫生曾做過研究，發現十五秒的微笑，可以延長二天的生命。這位教授還說：「有時候，面對絕症病人的

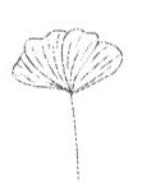

目光，作為醫生也覺得很無奈，動手術能治癒的機率只有三成。但是，臉上時不時出現微笑的患者，手術康復的機率比沒有微笑的患者能夠提高兩到三倍。」

對於普通人來說，多一些微笑，少一些脾氣，則是最好的、最便宜的養生法。剛開始可能會有點難，那麼就強迫自己「刻意微笑」，時間長了，就自然會逐步變成發自內心的持續微笑。

喜歡發脾氣的人，多半是樂觀開朗的人，但有時候卻又控制不住自己的「牛脾氣」，讓肝臟莫名其妙的受傷害。在人體的諸多器官中，肝臟就像個大將軍，這個將軍脾氣不太好，所以不要讓他太得意，否則他就盛氣淩人，最常受他欺負的內臟就是胃。長期發脾氣的人胃都不太好，甚至容易噁心、嘔吐、打嗝、泛酸，這是肝木克脾土的表現。他要是不欺負別人，自己就窩火，這叫做肝鬱，表現出來是兩肋疼痛，乳房脹痛，乳腺增生，月經不調，所以一感覺肝火旺了，就打開肝的氣門嘴——期門穴，來給他放放氣。期門穴在第六肋間隙，也就是乳頭向下數兩肋的凹陷處，它是肝臟的經氣聚集之處，每天睡前揉一揉可以調暢肝氣，平肝火，提升睡眠，促進肝的排毒。

肝火大的人都喜歡自己去藥店買點菊花茶去去火，但是菊花茶性質偏寒，喝太多了對婦科也有影響，尤其是體寒的女士們。不如揉揉太衝穴，揉上兩、三分鐘，就如同喝了一杯上好菊花茶的效果，可以去肝火，明目，降血壓。太衝穴在腳背上，大腳趾和二腳趾的縫隙處，沿著縫隙向上按壓，壓到指縫的盡頭凹陷處就是。有的女生這個穴位按上去特別的痠脹或刺痛，就反應了妳的肝火正蓄勢待發著，因此，要多加揉按。

回過頭來，仔細想想，我們應該如何養肝？沒事找事樂，心裡高興就是對肝臟最大的養護。

禁菸限酒，不增加肝臟負擔，不傷氣血

寫這個小節時，我有點猶豫，猶豫著要不要給女性讀者導向的書中，列入「禁菸限酒」的這個話題。但仔細想想，還是很有必要的。

現在，很多女人都喜歡喝酒，幾瓶啤酒都不在話下，也有少數女人抽菸，還有百分之九十的女人的另一半都會喝酒抽菸，那麼，這個話題絕對的有必要說。

前段時間，在雜誌上看到一條令人震驚的消息：有一所醫院研究出一個公式，為飲酒量劃出安全的界限——最近五年之內喝酒要是超過一百公斤就很有可能得酒精性肝病。

男女患酒精性肝病的比率為八比一。強度體力勞動（如煤礦工人等）中酗酒者酒精性肝病的患病率最高。相同勞動強度的酗酒者中，漁民的患病率比較低，這可能和他們經常吃脂肪量較少的海鮮有關。如果酗酒再加上大口吃肉的高脂肪飲食方式，得酒精性

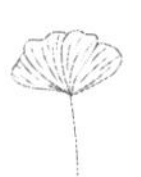

肝病的危險增大。

看到這個消息的時候，我趕緊指給我老公看，催他去醫院檢查。因為他最近幾年的確飲酒量開始增多，而且還喜歡吃葷菜，屬於無肉不歡的那種人。後來，他還真去醫院做超音波，一邊躺在床上，一邊和醫生聊著，問能看出什麼問題來嗎？結果，那醫生說了句話差點沒把他笑死，醫生說「什麼也看不出來，全是油，有點脂肪肝，看來你的生活條件太好了，缺乏運動」。

從那以後，我家老公就「縮衣節食」的過起了清貧生活，身體也越來越好了。

當然，我也不是要讓大家戒酒。酒，性溫，味辛，對人體起到祛寒、養陽的作用，對於寒溼引起的氣血淤滯可以起到疏通經絡、行氣和血的作用。適當飲酒，能起到疏肝解鬱的功效。但是，一定不能貪杯，如果喝太多的酒，一是發散過度，二是加重肝的負擔，破壞了它的解毒功能。毒素越積越多，肝的疾病就產生了。所以，喝酒太多容易造成脂肪肝、肝硬化、肝炎等疾病。

再說說菸。有一年夏天，我去出差，回程的時候，離上車時間還有好幾個小時，於是我便四處逛逛，後來，我有些內急，便去找洗手間。但非常惱人的是，候車室的洗手間必須從吸菸室的門口經過。不抽菸的人，只要一走到這個門口，哪怕是捂上了鼻子快速通過，也還是會被嗆得直咳嗽。

快速通過的瞬間，我猛然發現屋子裡有十幾個人坐在那裡，嘴上叼著香菸，其中竟然還有兩個女姓。滿屋子煙霧彌漫，這哪裡是吸菸室，簡直成了公開的二手菸吸毒室。

過沒多久，我的一個親戚的肺部出了點毛病，需要動手術切除三分之一的肺。手術那天，全體家屬都在等候區等候。手術門開後，一個戴著口罩的醫護人員出來，手中拎著袋子，裡面裝著血糊糊的東西。後來才知道，那是被切除的肺。我的親戚有著將近三十年的吸菸歷史，被切除的肺竟然是黑色的。

幾年前，我恰好參加過一個宣導防癌的公益活動，裡面恰巧就涉及了這個問題。香菸所產生的煙霧中含有很多種菸草燃燒所產生的物質，其中很多是對人體非常有害的。吸菸與癌症的發病息息相關，比如肺癌、喉癌、食道癌、心血管癌。抽菸百害而無一益，想要身體好，就要堅決禁菸。

這是由於香菸的煙霧中不僅含有尼古丁等致癌物質，而且煙霧內所含的活性氧也會致癌。活性氧進入人體細胞後，會生成更強力的活性氧，會損傷遺傳基因。所以，很多人想要孩子之前，都會戒菸。這一點，準媽媽們尤其需要注意。

另外，由於尼古丁具有收縮血管的作用，還會使肝臟的血液流動更加不順暢，導致肝臟健康惡化。有研究資料表明，香菸比酒精對肝臟的傷害更大。吸二十支香菸所帶來的危害勝過二杯用水稀釋的威士忌，會給肝臟帶來沉重的傷害。

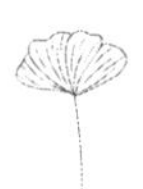

此外，香菸不僅對自己的健康有害，而且會給周圍不吸菸的人帶來更多的危害。從菸的燃燒端上升的煙霧所含的有害物質，比直接吸入的煙霧多出二到四倍。

我們知道，肝藏血，主疏泄，有排毒作用，而吸菸的另一種含義就是吸毒，一進一出，進的比出的多，甚至進來的垃圾堵塞了出去的路，那麼毒素就會在妳體內越積越多，時間長了，健康自然會出問題。可以說，香菸是肝臟的第一大殺手。所以，不僅是為了呵護自己的肝臟，為了家人及他人的健康也應該將菸戒掉。

最近這幾年，刮起了養生的流行之風，這是一種好的現象，說明人們越來越重視自己的健康了。可是另一方面，還有很多人在揮霍自己的健康。身邊患肝癌、肺癌的人越來越多，除了環境的影響外，很大一部分還是生活方式問題。能致命的肝癌也是從最初對肝一點一點的傷害造成的。從肝氣鬱結，到肝功能下降，到肝的病變，再到癌變，這中間的過程可能是大家無法預測的，甚至是從來不去注意的。

鄰居家有一個孩子剛出生沒多久，他奶奶就去給他買一個形狀像花生的一樣的金器，掛在脖子上，寓意「長壽果」。人人都想長壽，可是怎麼樣才能長壽呢？

關於這一點，《素問．上古天真論》給出了最好的回答。黃帝問岐伯：「為什麼上古之人壽命很長，而現在的人壽命很短呢」？岐伯這樣回答：「上古之人，其知道者，法於陰陽，和於術數，食飲有節，起居有常，不妄作勞，故能形與神俱，而盡終其天，度百歲乃去。今時之人不然也，以酒為漿，以妄為常，醉以入房，以欲竭其精，以耗散其真，不知持滿，不時禦神，務快其心，逆於生樂，起居無節，故半百而衰也。」

這段話的意思是說，人要長壽，必須尊重大自然的白天與黑夜的規律，該睡覺的時候睡覺，該吃飯的時候吃飯，保持心情愉悅，無不良嗜好，注意節制各種欲念，保持身心平衡，人自然能健康長壽。

道理很簡單，做起來卻需要下一番功夫，需要捨棄一些無所謂的身外之物，比如菸和酒。

推肝經，令女人心情好，氣色佳的小祕方

每天晚上九點，三焦經當令時，推一推肝經，可以疏肝理氣，活血化淤，去肝火，保養婦科，改善臉部氣色。

常常聽到很多老一輩對自己的晚輩說「我的小心肝兒啊」，這說明老人常把孩子當做自己的掌上明珠，特別寶貝，其地位相當於心、肝這樣重要的身體器官。

肝是人體最大的排毒器官，和女人的關係密切，肝的排毒功能減弱時，人體的毒素就會越積越重，導致長斑、長痘、脫髮、油脂過多、失眠、乳房腫瘤等問題。因為肝主疏瀉，就是疏通和發散的意思，它能保證全身的氣血運行通暢，不淤不滯，氣通暢情緒

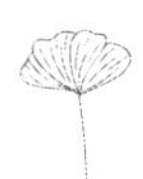

也順暢，血通暢，女人的月經才正常。

現在的女人，早已經不是過去那種整天待在家裡相夫教子的女子了，早已經衝出了家庭重圍走向職場，施展自己的才華了。不過這個擔子有點重，因為女人既要照顧好丈夫和孩子，還要操心公婆和父母的身體，在職場更要承受跟男人一樣的競爭和壓力。壓力一大，人就可能就會經常發火，但一肚子悶氣，也不知道跟誰講，時間長了就會出問題了。

我有一位朋友，今年已經四十歲了，還沒有生孩子，她是典型的頂客族。偏偏她的婆婆拼命的想要抱孫子，所以婆媳倆人矛盾重重。前段時間，朋友的工作出了點問題，她本來向老闆提出升遷申請的，但老闆經過決定後，只是名義上的職位升高，實質上工作的範圍以及權限並沒有什麼變化，待遇也沒有明顯的變化，一下子將她變成了一個「吃閒飯」的人了。可是，事已至此，她也無力改變了，再去向老闆申請也不太可能了，但工作起來特別不順手，心裡總覺得很煩燥。再加上婆婆在旁邊一個勁的嘮叨，有時候她還會和婆婆爭執上幾句。

我見到她的時候，發現她和以前那個光彩奪目的她完全不一樣了，臉頰上有些色斑，整個人看起來煩躁不安。她說最近胸部經常隱隱作痛，月經也不太正常，擔心是不是得了乳腺癌。

經過診斷後，我打消了她的疑慮，也沒有給她開任何藥，只是讓她堅持每天推肝經二十分鐘。

肝經從腳的拇指出發，從腿的內側，繞生殖器一圈走到肋腹部。一般我們推肝經時坐在床上，右腿向前伸直，左腿彎曲平放，雙手交疊，壓在大腿根部，沿著大腿內側肝經的位置，稍用力向前推到膝關節，反覆推動四五十遍，然後換另一隻腿用同樣的手法推。

有鑑於我這位朋友的特殊情況，我特意在肋腹部多推一些。肋腹部是肝氣鬱結的老巢，多推此處的肝經，就等於把胸中鬱結的肝氣給推散了，能快速打通體內經脈的通道，讓它幹勁十足的排除體內的鬱氣和毒素。

推肝經最好在每天晚上九點，三焦經當令時，可以隔著衣服，如果是在皮膚上的話就塗些潤膚油，效果更好。每晚推一推，疏肝理氣，活血化淤，去肝火，保養婦科，改善臉部氣色。

大概過了一個多月後，朋友就明顯感覺好多了，以前的焦慮、煩躁、憂鬱、失眠、頭暈以及月經不調的現象都消失了。她問我怎麼會這麼神奇？

我告訴她，肝臟是人體內的一個「化工廠」，有著非常重要的作用。它是身體重要的排毒器官，胃腸道所吸收的有毒物質，都要在肝臟經過解毒程序變為無毒物質，再經過

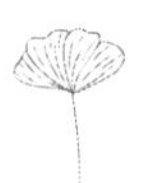

膽汁或尿液排出體外。如果肝臟長期超負荷工作，太多的身體毒素無法及時排解出去，反映到人的皮膚上就是臉色暗啞、色素沉澱。女人的美麗要靠充足的睡眠說的就是這個道理，因為晚上十一時到凌晨三時是人體的「美容時間」，此時肝臟正在繁忙的清理身體內的垃圾，消滅有毒物質。如果這段時間不睡覺，就會皮膚粗糙、容易疲勞、口苦咽乾且火氣大。

以前，由於壓力太大，妳動不動就會發脾氣，但這股濁氣又無法排出去，只能憋在肚裡，時間長了就覺得兩肋脹痛。其實，是濁氣把妳肝經的通道堵上了。但妳又不能透過自己的方式把它排解出去，只好借助於外力進行推肝經了。

因此，我常說人要養肝，最好的方式是養心。人們常說「火大傷肝」、「怒傷肝」、「肝火太旺」，其實都是在說不良情緒會使五臟之氣平衡協調的關係受到破壞，從而影響人體健康。調整好情緒，多和家人朋友交流溝通，保證充足的睡眠等等，都可以有效的化解不良情緒，舒肝理氣。

話音剛落，她好像恍然大悟，說：「看來，那句粗俗的『有話就說，有屁就放』還是有點道理的，至少不會把自己憋出心病來。」我說，也是有一定道理，不過還是要注意場合。

後來，她又問，「前段時間，老感覺自己的兩條腿很沉重，走都走不動了。是身體出問題了？還是太胖了？」

我說這也容易解決。妳回家後，每天推肝經的同時，敲敲膽經就可以解決了。膽經的位置也很好找，在大腿外側，也就是人們褲褶線的循行位置。每天，妳只需要拿指節去敲打就可以了，但力度要稍微重一些，因為這些穴位都在皮膚下面的肌肉層，並不在皮膚表面。只有這樣敲打，效果才真正的明顯。

敲膽經也有好處，可以減去大腿上的贅肉，還可以改變人的食慾，很多喜歡吃高脂肪食物的朋友，經過敲膽經一段時間後，喜歡上了清淡食品，身材也自然變得苗條了。

所以，每天晚上，妳要做的必備課就是，在推肝經的同時，附帶敲敲膽經。前者可以讓妳心情開朗，氣血暢通，後者可以讓妳變美。

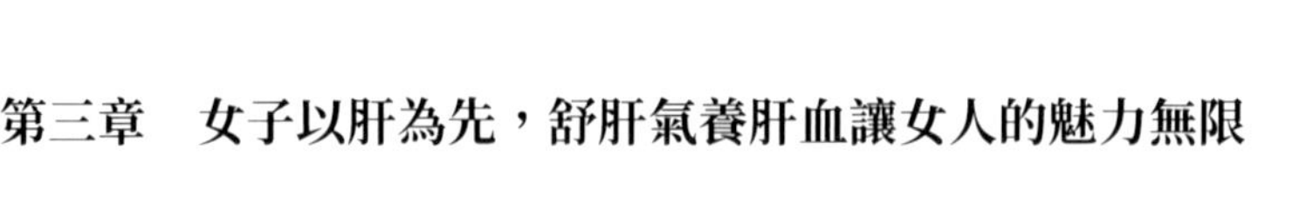

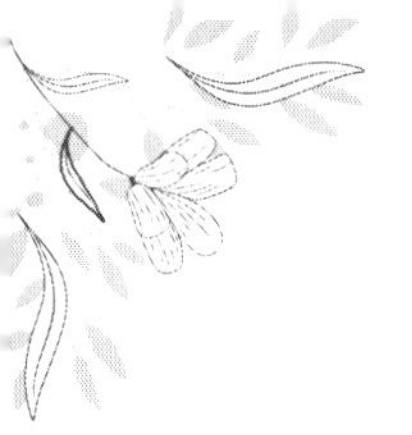

第四章

腎氣是生命之源，腎氣足的女人命更好

中醫認為「男怕傷肝，女怕傷腎」，和男人相比，女人的陽氣較虛弱，再加上工作與家庭的壓力、寒涼飲食，或是長期處在冷氣設備的工作環境中，更容易形成腎虧，最後變成早衰。腎是女人健康與美麗的發動機，女人的年齡就在自己的腰部兩側。只有腎健康了，才能擁有「氣血兩旺，容光煥發」的粉嫩容顏！腎是生命之根。腎好的女人，健康之樹才會從零歲到九十九歲一直長青；腎好的女人，才會更幸福。

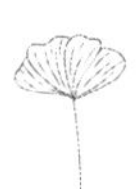

腎是生命之根，腎好的女人健康之樹長青

我們社區裡有一個小女孩，長得特別可愛，嘴也特別甜，別看她才兩歲半，話可不少，經常能說一些話把妳逗得樂翻天。

有一天上午，我下樓買菜回來，正碰巧看見這個小女孩兩隻小手放在後背，走路慢悠悠的，逗得旁邊的小玩伴們哈哈大笑。我連忙問她這是在玩什麼遊戲？她說，不是遊戲，是腰痛。我說，妳年紀這麼小，哪兒來的腰痛？她認真的說，我奶奶腰痛，我奶奶腰痛的時候就是這樣的。

說到腰痛，很多人第一反應就是腎不好。二者之間的確有一定的關聯，不過我所說的腎，並不等同於腹膜背側，左右各一個，比拳頭稍大，主要功能是過濾血液中的廢物，是製造尿液的「排水處理場」的腎臟，更多的是指生殖系統和先天精氣。

腎為先天之本，從脫離母體之後就存在了。腎的主要功能是藏精，生產元氣。那麼，腎精是什麼呢？聽起來很虛幻，但它轉化為人體所需要的一切物質，比如唾液、血液、消化液、內分泌液等。腎精的庫存不足，身體就會元氣大虧，白帶就容易清稀，出現無月經或者月經不調、痛經、腰膝痠軟、眩暈，甚至還會出現性冷淡、不孕不育、早衰、更年期提前等病症。

腎是女人美麗與健康的發源地，女人一生中的各個階段均可出現腎虛，幼兒期腎虛可導致發育遲緩；青春期腎虛可導致初潮延遲，月經稀少；成年期則不孕不育，而更年期易發生骨質疏鬆、心臟病變等。

聽起來很恐怖，但事實上的確如此。最近，很多女人都向我反映，自從生完孩子後，身體好像真的和從前不太一樣了，原來最喜歡的逛街活動現在逛不動了，原本光潔、平滑的眼瞼有些浮腫了，脫髮開始增多，這是腎臟功能開始減退的預警。腎氣的強弱，在眼瞼和頭髮上表現得最明顯。女人腎氣最盛的時期是二十歲出頭，到了二十五歲之後，就開始漸漸衰退，如果用力梳頭，頭髮掉落明顯多於從前，如果再有晨起時的眼瞼水腫，說明腎臟功能正在減退中。

仔細分析一下，發現其中也有玄機。過去的女人生完孩子沒多久照樣下地種田，一生當中大多數都會生好幾個孩子，活到七、八十歲都沒問題。現在的女人生一個孩子後，就發現自己的身體差得不得了。仔細想想，也對，現在的年輕女性的腎虛大多由脾陽虛所引起，因為女性本身有陽氣相對較虛的生理特點，再加上生活壓力大、工作繁重、長期精神緊張、情緒壓抑等，容易造成女性的脾胃功能轉弱，日久出現脾陽虛，即有怕冷、無胃口、消化不良、無精打采等。當長期脾陽虛時，就會引起腎陽虛。隨著年齡的增長，久病積勞或房事過度，腎精也會逐漸減弱，導致人體腎的氣血陰失調，出現

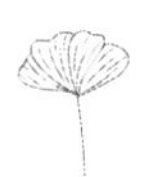

一系列腎虛的症狀。

那該怎麼辦呢？

如果發現自己怕冷，就要在飲食上注意選擇羊肉、狗肉、牛肉、韭菜、辣椒、蔥、薑、龍眼等溫補腎陽的食物，用一物剋一物來對付。

如果睡覺起來發現自己有眼瞼浮腫、黑眼圈加重、面色蒼白等症，那麼在臨睡前少喝水，喝太多的也會導致眼瞼浮腫。另外，再做一做強腎操，做法很簡單：兩足平行，足距同肩寬，目光平視，兩臂自然下垂，兩掌貼於褲縫，手指自然張開，腳跟提起，連續呼吸九次不落地。

如果發現自己容易失眠、渾身燥熱、注意力難以集中，日常生活一定要有節制。另外可以在飲食中多攝入鴨肉、甲魚、蓮藕、蓮子、百合、枸杞、木耳、葡萄、桑葚等食物。這樣妳就不必再為夜不能寐而憂心，為注意力無法集中而耽誤工作。

如果發現自己的頭髮大量脫落，或者早生白髮、頭髮稀疏細軟、無光澤，那麼就在每天晚上七時腎經當令時，請妳的老公幫忙搓八髎三十分鐘。搓八髎時，要讓腰部的熱力，從後腰一起滲透到前面的肚臍四周以及關元部位。只要一個星期左右，保證妳的頭髮不再大量脫落，而且和老公也恩愛如初。

有一個患者聽了我的建議後，抱怨我的做法太繁瑣，能不能改吃藥物或者保健品，那樣不是更方便？

我告訴她，腎，就和妳心愛的汽車一樣，關鍵在於怎麼保養。而不是今天有問題，拉到汽車修理廠裡修好，修好後又和從前一樣不注意保養，這樣即使是再好的車也經不起折騰。

護腎關鍵在於日常保健，不應寄希望於藥物或保健品。許多止痛藥、感冒藥和中草藥都有腎臟毒性，不要不經醫生診治與指導自行服用，否則很可能在不知不覺中損害腎臟。

平時飲食中不要暴飲暴食，暴飲暴食會加重腎臟負擔，經常如此，有損腎臟，已有腎病者更應注意。

不要因為貪睡懶覺而不起床小便，憋尿。憋尿習慣很不利於腎臟，因為尿液經常長時間滯留在膀胱，易造成細菌繁殖，使細菌透過膀胱、輸尿管感染腎臟，造成腎盂腎炎。

遠離重金屬和毒物，如鉛、鉻、汞等重金屬，苯、甲苯、酚等有機溶劑以及蛇毒、生魚膽、毒蘑菇等生物毒素，均可嚴重損害腎臟，要避免接觸這些物質，若由於工作原因不可避免會接觸，一定要做好防護。

最好每半年至一年做一次尿常規、腎功能和B超檢查。女性懷孕會使腎臟負擔加重，更應注意檢測腎功能。

腎虛別亂補，分清陰陽再下手

前段時間，我去一個公司做健康講座。課後，一位個子高挑，身體很瘦的女職員找到我，她向我反應說最近這段時間，她感覺經常頭暈、耳鳴、夜晚潮熱、盜汗、腰痠腿軟、手足心熱，且月經也變得稀少、暗淡，有時靠吃調經藥才能正常。醫生說她屬於腎虛。

我問她多大年齡，她說二十八歲。

「中醫認為，腎為先天之本，主生長、發育、生殖等等。」如果腎虛，就會出現一系列衰老的現象。

一般來說，女性到三十五歲才會出現腎虛的情況，女子七歲時，腎氣已經充盈，十四歲就能夠生育；到了二十一歲，腎氣充盈，身體也發育到了頂點；二十八歲身體最為強健；但到三十五歲，陽明經脈首先轉衰……但現代女性由於長期勞累，傷及腎陰，過早出現腎虛也不足為奇。

腎主水，腎氣虛，陽氣不足，人體的水液就沒辦法汽化，而這些水液亂竄，就會導致水腫。就拿天氣做比喻，下雨過後，如果天氣很快晴朗的話，地表的雨水就會很快的蒸發掉。如果是陰天，地面就會潮溼很多天。人也是這樣，如果腎陽不足，就沒有辦法將這些水液送到該去的地方，如膀胱。有些人不太出汗，大多也是腎陽虛，道理是一樣的。

而腎藏精，精血同源，月經又以精血為基礎，所以當女性腎陰虧虛時則月經量少。月經不調，自然就很難美麗。

她一聽我這麼說，就問有什麼辦法補腎？

我告訴她，腎虛不能亂補，得分清楚是腎陰虛，還是腎陽虛。腎陰虛的女人大多有腰膝痠軟、兩腿無力、心煩易怒、眩暈耳鳴、形體消瘦、失眠多夢、顴紅潮熱、盜汗、喉乾、經少、閉經、不規則的陰道出血、不孕、尿短赤黃；適合吃黑米、芡實、何首烏、冬蟲夏草、杜仲、菟絲子、海蝦、栗子等，這些都能溫補腎陽，再配合些養血的紅棗、桂圓，效果更好。

腎陽虛的女人則表現為面色白或黝黑、腰膝痠痛、筋骨萎軟、神疲乏力、精神不振、身體沉重、手足冰冷、畏寒怕風、易受涼腹瀉、身體浮腫、不孕、遺尿、浮腫等。適合吃黑木耳、黑芝麻、山藥、老鴨、枸杞、女貞子、干貝、薏米等，這些都擅長調養腎陰，若再和玉竹、麥門冬、銀耳等滋陰佳品一起食用，見效會更快。

她對照一下我說的症狀，發現自己是腎陰虛，就問我該怎麼辦？

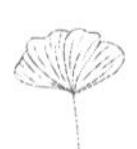

腎陰虛，那麼就是陽氣不足，我們就給它補陽。補陽的方法有很多，像她這種可以適當吃一些真武湯、金匱腎氣丸，平時還可以用生薑煮水來泡腳，每天泡個二十分鐘，也有很好的利水補陽的功效。最關鍵的是，讓自己的內心動起來，別動不動就生氣，心情不好時唱唱歌，讓心裡的鬱悶之氣發散出來，也是祛溼化水、消除體內污濁的一種方式。動則生陽，陽氣足了，不管是身體還是生活都會呈現一派陽光燦爛的模樣。

話剛一落，她的眼睛就瞪得非常大，驚訝我怎麼知道她的性格，兩三句話的交流就把她看穿了。我笑了笑說，這是個祕密。

說完腎陰虛，再來聊聊腎陽虛。

中醫說「人過四十，陰氣衰半」，意思就是人到了一定的年齡，腎氣就會衰弱，這是自然規律，不可違背的。很多女人，也許還不到四十歲，頭髮就脫落得厲害，眼瞼也浮腫得厲害，面色黝黑，整個身體呈橫向發展，完全沒有中年女人的風韻。如果再進一步向她詢問，她會告訴妳她非常怕冷、怕風、腰膝痠軟、精神也萎靡不振。更糟糕的是，如果她到了四十歲還沒生孩子的話，估計這輩子是不會有希望了。

中醫講，脾胃是氣血生化的源頭，脾虛，吃的東西消化不了，會進一步影響腎氣的產生。而腎氣就好像滋養女人之花的泉源，泉源被截流了，花兒還能明媚嗎？

對於腎陽虛的人來說，羊肉和核桃炒韭菜都是最好的食療方案。還有一套健脾補腎的按摩方案。具體按摩穴位是：關元穴、氣海穴、足三里穴、三陰交穴。這幾個穴位的功效在前面的章節都介紹過了，這裡就不逐一介紹了。

此外，我還給大家介紹一套強腎操，具體操作也很簡單：端坐，兩腿自然分開，與肩同寬，雙手屈肘側舉，手指伸向上，與兩耳平行。然後雙手上舉，以兩肋部感覺有所牽動為度，隨後放下回到原姿勢。連續做三到五次為一遍，每日可做三到五遍。做動作前，全身宜放鬆。雙手上舉時吸氣，放下時呼氣，用力不宜過大、過猛。這種動作可活動筋骨、暢達經脈，同時使氣歸於丹田，對年老、體弱、氣短者有緩解作用。

腎氣足——從孕育時就開始保養

記得去年一月，我應邀到一個好朋友家裡聚會，這個聚會可不簡單，是她孫子的滿月酒，而且是她盼了很多年才盼來的孫子，她當然疼愛得不得了。

那天，去的人比較多，聲音也很大，可是小寶寶就是不「買帳」，一個勁的睡覺。朋友們都說這寶寶肯定好帶，這麼多人都睡得著，睡得這麼香。可是朋友說，別看他小，但實際上鬧騰著呢！他白天只管睡覺，可一到晚上就特別興奮，睡不著，瞪著大眼睛看著妳，有時候要陪他到十一點才肯睡。

聽她這麼說，大家都有些迷糊了，按道理才出生一個多月的孩子應該除了吃就是

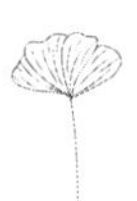

睡，為什麼他的作息習慣和我們相反呢？於是，我就問她，是不是孩子的媽媽在懷孕期間也睡覺作息不好？

她拍拍大腿說，是啊，五個月之前，媳婦一直在上班，而且輪值夜班，有時候一整個晚上都不能睡覺，只能在白天補覺。後來，好不容易請到假了，讓她按照正常的習慣睡覺，她又睡不著了，總是失眠，天天很晚才睡覺，早上又起不來，睡到九點才起床。

這樣就不奇怪了。

中國有句古話叫，「三歲看老」，意思是從一個小孩的秉性就可以看出他將來是不是有出息。怎麼說呢？中醫認為，聰明與否的關鍵點是腎。腎藏志，這個志包括「意志」和「智力」。腎氣足的話，人的意志力就會很堅定，血脈調和，反應能力就會更快，人也更加聰明。

然而，神志又容易被消耗掉，它就像銀行的存款，需要我們細心打理，節約使用。生活中容易驚恐、害怕的人尤其需要注意保存腎氣，多經歷一些事，害怕的時候振臂高呼，調動起全身的氣血來為腎氣保駕護航，一來二去，自然就會腎氣足，百病除。

因此，我建議準備懷孕的新手媽媽們，在懷孕的時候一定要養成良好的生活作息習慣，調節好自己的情緒，才會孕育一個腎氣足、健康、聰明的寶寶。在中醫看來，懷孕期間，如果情緒不能保持穩定的話，孩子很有可能發育不良。金代四大名醫之首張從正所撰寫的《儒門事親》中說：「如婦人懷孕之日，大忌驚憂悲泣，縱得子，必有諸疾。」意思是，女性在懷孕的時候，一定不能情緒波動太大，否則就算生下孩子，也會有各種疾病。《黃帝內經．素問．奇病論》中也有胎病之說：「此得之在母腹之中時，其母有所大驚，氣上而不下，精氣並居，故令子發為癲疾也。」可見，胎病之說，在早在幾千年以前就有了。明代醫家萬全還專門撰寫了一本書《育嬰家祕》，其中《胎養以保其真篇》中說：「自妊娠之後，則須行坐端嚴，性情和悅，常處靜室，多聽美言，令人誦讀詩書，陳說禮樂。」所以說，懷孕期間要保持情緒穩定，包括胎教。

很多女人們聽我這麼說，就向我抱怨道，這也不行，那也不行，還不如待在一個真空瓶子裡，等到十個月後，瓜熟落地不就得了。我笑了笑，這麼說是有道理的。《黃帝內經》中對普通人的養生學裡就有「恐傷腎」之說，更何況是肚子裡還有孩子的準媽媽，俗話說「母子連心」，媽媽情緒上的任何波動，都會影響到肚裡的孩子。如果情緒喜怒無常，必然會導致氣血的變化無常，《黃帝內經》說：「大驚卒恐，則氣血分離，陰陽破散」。這種情況下，胎兒怎麼可能得到充足的營養呢？胎兒期得以濡養的先天之本就不足夠的話，生下來的孩子就會出現各種智商問題。

有的準媽媽又說，懷孕這麼大的事，能不緊張嗎？這種事情誰都是第一次經歷，換了任何人都或多或少有一些緊張和擔憂的。

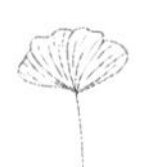

我說，這也是可以理解的。初期有一些擔心是正常的，但整個孕期妳都是提心吊膽，神經兮兮的話，那就不正常了。懷孕的時候，除了多了解一些關於生育、分娩的知識，減少恐懼之外，最重要的就是補腎，讓腎精充足。

補腎的方法有很多，但孕婦由於情況特殊，不能隨便亂補。在這裡，我給大家推薦一款簡單的食譜：一百克黑米，二十克蓮子，再加少許冰糖煮成粥，可以每天早上當早餐，也可以下午午睡醒後當點心，既不會影響正餐的食慾，還能滋陰養心補腎。為什麼呢？中醫講，「黑入腎，腎強則青春煥發，精力充沛」。黑米兼有營養價值和藥用價值，民間俗稱「藥米」、「月家米」，是作為產婦和體虛衰弱的病人用的滋補品。

不過，現在很多女人年輕的時候拼事業，等到事業根基穩定了，這時才考慮生孩子。我們知道，女人生孩子的最佳黃金年齡是二十到二十八歲之間，這期間身體各項指標都達到最高值，生下的孩子當然健康。我有一個朋友就是這樣，她快四十了才生孩子，歷盡千辛萬苦終於懷孕了，可是一直都有流產跡象，雖然醫院採取了各項措施想保住這個孩子，但孩子最終和她無緣。而這也許是她人生當中唯一一次做母親的機會。

從中醫角度來解釋，「腎主生殖」，腎之陰陽是受孕的基礎，而卵母細胞的減弱，正是腎氣漸消的一個表徵。所以，腎虛直接影響孕育。高齡孕婦由於年齡原因難免腎氣衰退或氣血不足，陰血偏虛、陽氣上亢而導致眩暈；或因氣血不調，運行不暢影響胎兒的健康發育。高齡準媽媽多半有氣血不足、腎氣不足的情況，在這裡，我給大家推薦一道食譜：黨蔘十五克、當歸十克、枸杞二十克、桑寄生十五克、砂仁五克、杜仲十克、紅棗十五克，再加排骨適量。最好將這些藥材裝在紗布包中燉。這道食療方中，黨蔘補氣，當歸補血，枸杞補肝腎，桑寄生養腎，砂仁和胃安胎，杜仲補腎強腰，紅棗補血，這道湯對調理氣血和安胎有一定的功效，口感也不錯，很適合孕媽媽。不過，患感冒的孕媽媽慎喝此湯。

有時候，一個人沒事的時候，我就會很感慨：一個卵子和千千萬萬個精子相遇，然後開花結果、茁長成長，這期間要歷經多少磨難啊！身為媽媽，給新生命提供溫床的基地，就得基礎穩定——營養充足的飲食和情緒的穩定。這兩樣根基打好了，生命才會越來越健康，越來越強大。

避免「五勞七傷」是養腎氣的關鍵

明代醫學家張介賓在《景嶽全書．論虛損病源》中分析到：「勞倦不顧者，多成勞損……或勞於名利……或勞於色欲……或勞於疾病。」但最常見的緣由還是「過勞」，即過度勞累。

最近幾年，各大報紙、網站和書籍到處宣傳養生學，補血、補氣、補腎等各種療法如雨後春筍般浮現出來。但是，大家忽視了重要一點，保持健康最關鍵的一點是養腎氣，而養腎氣最關鍵的是要避免「五勞七傷」。

首先來說「五勞」。「五勞」是指《黃帝內經》中所說的「久視傷血、久臥傷氣、久坐傷肉、久立傷骨、久行傷筋」。

一、久視傷血：是指人長時間用眼視物，不僅會雙眼疲勞，視覺能力下降，而且會導致人體「血」的損傷。中醫認為肝主血，由於肝臟的經脈與目相連，人的視力又有賴於肝氣疏泄和肝血滋養，故有「肝開竅於目」、「目為肝之外候」、「心主血脈」之說。因此，眼睛過度疲勞會傷肝，進而影響血的調節，就是「久視傷血」，比如說天天上網，盯著電腦看，就會造成肝和心的損傷。

二、久臥傷氣：指人長時間臥床，老躺著不動，就會導致精神昏沉、萎靡不振，引起氣的散亂，得不到凝聚，久之則氣散而無力化神，則人更是萎靡不振、神疲乏力，形成惡性循環，所以說「久臥傷氣」。

三、久坐傷肉：傷肉其實傷的是脾。在現實生活當中我們經常會看到一種人，就是所謂的懶人，她站著都覺得累，自稱站著不如坐著，坐著不如躺著。中醫認為這種人脾溼特別重，由於缺乏運動，她的脾的運化功能也很弱，才會出現這種現象。對於每天久坐辦公室的人來說，久坐會對身體造成很大的傷害，說到底是對脾的傷害。脾主運化，如果運化不好，就帶不走水穀精微，這樣就造成了脾虛或者脾溼氣太重，然後逐漸會感覺吃飯也不香了。另外，長時間的坐著，這實際上也在消耗元氣。有人會問，我們沒動怎麼也耗散元氣？其實，天天坐在那兒不鍛鍊也會損傷元氣，這叫暗耗元氣。這一點，我在前面第二章已經講過了。

四、久立傷骨：如果老站著，就會傷骨。傷骨實際上就是傷腎。如果總是站著的話，就會傷到的腰、腿、脛這些部位，所以這叫久立傷骨。

五、久行傷筋：久行的話就會傷筋。比如長時間行走，必然使下肢關節周圍的韌帶、肌腱、筋膜等軟組織受傷或受損，這也就是為什麼人走路走多了下肢會痠痛、乏力的原因，所以說「久行傷筋」。傷筋就是傷了肝。如果人體過分勞動，過分的鍛鍊就會傷肝。

說完「五勞」，我再說說「七傷」。「七傷」是指：

一、太飽傷脾：如果吃得太飽，就會傷脾。因為這樣會增加脾的負擔，讓它無形中又調出很多的精氣來。

二、大怒氣逆傷肝：人在大怒的時候會對肝臟損傷很大。大怒會傷肝，憋著、忍著氣也會傷肝，而凡事不動情，又不可能。這其中的尺度，還要靠個人的智慧

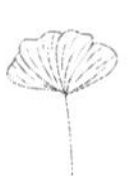

和修行。

三、房勞過度，久坐溼地傷腎：房事過多會傷腎，如果長期坐著，臀部都出汗了，則會傷腎。腎傷則氣短、腰腿痛、下肢寒冷。

四、過食冷飲傷肺：現在很多人喜歡喝冷飲，而且是大口大口的喝，這樣很容易傷到肺。肺傷則氣少，咳嗽鼻炎等病症就會隨之而來。很多年輕人臉上有痤瘡，也是因為過度喝冷飲造成的。還有的人說她天天喝冷飲，但是臉上的痤瘡卻不明顯。這是為什麼呢？這表示她的胃經的（陽明）燥火都已經生不出來了，不是說她沒有胃寒，而是她的攻出的燥火不夠。

現在，有一種病叫「潰瘍性結腸炎」，這種病讓西醫感到很頭痛，其實它也與「過食冷飲傷肺」有關。因為「肺與大腸相表裡」，如果過度飲用冷飲，先是傷肺，然後就傷到大腸。用西醫治療的話，首先用的就是抗生素，但只會越來越造成大腸菌群的紊亂，到最後只好用上激素。可是用上激素後，又會造成骨頭的病變，結果就會越來越糟。

很多人不明白激素為什麼會傷骨頭呢？在中醫看來，激素就是提前抽調元氣。如果病人元氣尚足的話，還是能有一定效果的。但如果元氣太虛，就會出現一系列的問題，因為元氣就藏於腎，而「腎主骨」，抽調著抽調著就調空了，最後不是股骨頭壞死，就是暴斃，很多常年服激素的西方運動員就是這樣。

五、憂愁思慮傷心：過分憂愁思慮的話就會傷心神。

六、風雨寒暑傷形：如果在穿衣服這方面，不知道調整保暖的話，就會把形體損傷了。傷形對身體的危害是很大的。

七、恐懼不節傷志：一個人如果成天到晚害怕，不知道節制，就會傷了腎，把志氣給傷了，恍惚不樂，心神不寧。

由此可見，視、臥、坐、立、行，情緒、飲食等活動都影響著人的身體健康。很多人一聽我這麼說，就立刻持反對意見了，「妳這也不讓做，那也不能太過，那我怕不是什麼事情都不能做了？我乾脆天天乾坐著吃得了，對了，還不能久坐，久坐也傷身體。」我說，妳要這麼想就錯了，中醫講究的是一個中庸之道，講究樣樣做到，但不能太過，過猶不及，也就是一個「久」字。

妳可以照樣工作、照樣生活，但是要懂得調節，別太拼命。從古到今，沒有一個養生大師，長壽老人，會過分揮霍自己的健康，身心平和、修心養性、勞逸結合，才能健康長遠。

這麼一解釋，很多人也就想開了。但是對有一些人，特別是高級知識分子，在職場上擔任重要職位的人來說，他們也不是自己想要過得這麼辛苦的，更不是自己想要把自己弄得這麼疲勞，而是一旦在這個位置上就停不來了。如果強硬停止的話，恐怕要被社

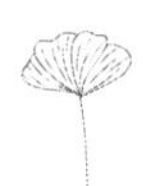

會淘汰的。疲勞，中醫稱之為「懈怠」、「勞倦」、「疲乏」，屬「虛勞」、「虛損」範疇，認為疲勞是身體虛弱的表現，「有以勞倦，形氣衰少」。虛指人體臟腑氣血虧損，「精氣奪則虛」。

引起疲勞的原因有多種，明代醫學家張介賓在《景嶽全書．論虛損病源》中分析到：「勞倦不顧者，多成勞損……或勞於名利……或勞於色慾……或勞於疾病。」但最常見的緣由還是「過勞」，即過度勞累。《濟生方．諸虛門》認為：「五勞六傷之證，多由不能攝生，始於過用。」這句話的意思就是說，勞傷是因為不能保養好身體，過度消耗體能所引起的。用一句白話解釋就是：妳之所以不快樂，是因為妳總在和別人比較，妳之所以太疲勞，是因為妳的貪念太多。

當然，身為凡夫俗子，總得要生活，總得體現自己的價值，在這裡，我給大家送上十二個字：「飲食有節，起居有常，不妄勞作」，做到這個境界，活到八十、九十歲也不是什麼難事。

另外，我在這裡給大家推薦一個養腎氣的體操，操作非常簡單。首先保持身體直立，兩手叉腰，然後慢慢向右轉頭，眼看後方，復原，再慢慢向左轉頭，眼看後方，再復原，如此反覆多遍。這套體操可使精血充足，神氣寧靜，以治五勞七傷，還可以防治頸椎病。需要注意的是，轉頭時，身體不動，保持挺直。向後看時吸氣，復原時呼氣。

叩齒咽津，女人自有養腎氣的「甘露」

我這個人閒不住，一有時間就喜歡背著包旅行，去的地方和大家不太一樣，我喜歡追尋一些古老的蹤跡：比如說老街老巷，老房子，老傢俱，總之一切懷舊的東西都是我喜歡的。

有一年夏天，我探訪一個長壽老人之鄉。當晚，沒有找到合適的旅館，便借宿到一戶人家裡。吃晚飯的時候，家裡人都齊齊的圍著桌子坐，我也十分好奇這長壽之鄉的人們晚餐到底吃些什麼？

只見桌子上每人一碗白粥，一盤涼拌蘿蔔，一盤炒花生，再加一盤豌豆炒雪裡紅，看上去十分寒酸。最讓我驚訝的是，主人家將近九十的老太太竟然也吃花生，而且還吃得嘎嘣嘎嘣響。我冒昧的問「老人家，看不出來妳的牙齒還挺好。」老太太聽不懂我的話，她的孫女連忙解釋說，她奶奶牙齒一直都很好，豆子、花生之類的都能吃。我就問是不是當地有什麼特別的保護牙齒的方法？她孫女笑笑說，沒有什麼特別的方法，很多比她奶奶年紀還小的人，牙齒都落光了，唯獨她奶奶的牙齒特別好。過了一會兒，她孫女好像又想起什麼了，就自言自語的說，大概和她奶奶每天晚上和早晨醒來做的牙齒運動有關。

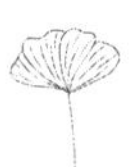

我問她做的是什麼牙齒運動，她說，就是上下牙齒叩擊。開始時輕叩十幾下，以後增加叩擊次數和力量，達到每次叩擊五十次左右。剛開始的時候，一家人都比較反感這個牙齒叩擊的聲音，後來時間長了也就習慣了。

這就對了。每天堅持叩齒，能增強牙周組織纖維結構的堅韌性，促進牙齦及顏面血液循環，使牙齒保持堅固。叩齒後咽下唾液也有利於養生。

古代人把口中的津液稱之為醴液、華池、玉泉、瓊漿等，認為口中津液為腎中精氣所化，咽津液能滋陰降火。《靈樞．根結》曰：「少陰根於湧泉，結於廉泉。」中醫藏象學說認為「齒為骨之餘」，「腎藏精，主骨生髓」。牙齒是人體中最堅硬的部分，叩齒能夠強腎壯骨。明代《修齡要旨》中介紹長壽經驗時說「每晨醒時，叩齒三十六遍」；清代《玄機口訣》中說「叩齒法，簡而易行，能令齒根堅固，至老而不脫落」。清朝尤乘的《壽世青編》說：「齒為筋骨之餘，宜常叩擊，使筋骨活動，心神清爽……」

現代醫學認為，經常叩齒能強腎固精，平衡陰陽，疏通局部氣血運行和經絡暢通。中醫認為腎開竅於耳，齒的堅固與腎有關，所以，常叩齒還有助於腎氣充盛，叩齒能充盈腎精，故可聰耳明目，對預防腰痛和耳聾目腫等也有一定作用。

我問老太太是怎麼知道這個叩齒法的？她孫女回答說，老太太自己也不清楚，反正她奶奶的上一輩人甚至上幾輩人好像都把這個當做順口溜一樣的傳承下來了，那句話叫

「白玉齒邊有玉泉，涓涓育我度長年」。

中醫理論認為唾液從口腔壁湧出後，經舌根、咽喉，肺轉肝臟，進腎經，貯於丹田，再化津還丹，遂成精氣，起到和脾健胃，濡潤孔竅，潤澤四肢五臟，強腎補元，潤滑關節，補益腦髓的作用。叩齒咽津是活了一百六十歲的老子的養生法，他認為靈丹妙藥雖好，但也不如自己的津液（即唾液）有益於自身。後來，這一方法，受到唐代的孫思邈的肯定，也受到明代龔居中的讚揚，乾隆皇帝也總結了「津常咽」的養生祕訣。

叩齒咽津的做法也很簡單，具體做法如下：

一、預備式：姿勢採用靜坐、靜臥、靜站均可。甯心靜氣，調勻呼吸，鼻吸口呼，輕吐三口氣。

二、叩齒：口唇輕閉，首先，上下門牙齒叩擊九次，然後左側上下牙齒叩擊九次，右側上下齒叩擊九次，最後上下門齒再叩擊九次。

三、攪舌：即用舌頭貼著上下牙床、牙齦、牙面來回攪動，順時針九次，逆時針九次，左右各十八次，古代養生家稱之為「赤龍攪海」。

四、漱津：攪舌後口中津液漸多，口含唾液用兩腮作漱口動作三十六次。

五、咽津：漱津後，將津液分三次緩緩咽下，注意在吞咽時，要注意氣守丹田，好像要把唾液送到丹田一樣。

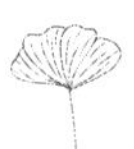

叩齒咽津是一種非常容易掌握的自我保健方法。一般可於每天早上晨起及晚間睡眠前練習，也可以在午間休息、上班休息時間擇時而習，或於上班乘車途中，排隊辦事之時偷閒而習。這一健身方法簡便易行，不占用專門的時間，也不用任何器械。每天堅持做下來，便能達到一定效果。

很多女人，特別是對自己的形象在意的女人聽說我這個養生法，都抱著懷疑的態度，認為大庭廣眾之下叩齒有失大雅。這的確是一個問題，如果覺得在人多的地方不太方便，那麼就找一個清靜的地方獨自進行，長久下來，必然會收到應有的效果。

為什麼那個老人家快九十歲的人了，牙齒還非常堅固。這當然是有原因的。中醫認為，牙齒的生長與脫落，與腎中精氣的盛衰有密切關係。而叩齒可以刺激牙齒，改善牙齒和牙周的血液循環，使牙齒堅固，加強腎精的作用。同時，中醫上還有「腎液為唾」之說，認為腎的盛衰關係到唾液的盈虧，而唾液能起到滋補腎精的作用，腎精充足，則能內養五臟，外潤肌膚，使皮膚細嫩有光澤。《紅爐點血》曰：「津既咽下，在心化血，在肝明目，在脾養神，在肺助氣，在腎生津，自然百骸調暢，諸病不生。」可見咽津不僅能補益腎精，而且能調養五臟，增強臟腑功能，滋養肌膚。

妳看，就是這樣一個非常簡單的叩齒法，卻能給妳的身體帶來這麼多的好處。妳又何必費盡心思花大錢去求保養的靈丹妙藥呢？最好的靈丹妙藥其實就在妳身上，關鍵是看妳能不能堅持下去？

枸杞，自古就是眾所皆知的養腎氣寶物

《本草經疏》記載：「枸杞子，潤而滋補，兼能退熱，而專於補腎、潤肺、生津、益氣，為肝腎真陰不足，勞乏內熱補益之要藥。」

關於枸杞的來歷，還有一個傳說。

據說在北宋年間，有位朝廷使者在出使途中遇見一位年約十七歲的女孩，手執竹竿正在追打一個白髮蒼蒼、弓腰駝背的九十歲老翁。使者攔住那女孩責問為何這樣對待老人，那女孩回答：「這人是我的曾孫」。使者驚道：「那妳為何要打他呢？」女孩答曰：「家有良藥他不肯服食，年紀輕輕就這樣老態龍鍾的，頭髮也白了，牙齒也掉光了，就因為這個，我才要教訓他。」使者好奇的問道：「妳今年多少歲了？」女孩應聲說：「我今年已有三百七十二歲了！」使者聽後更加驚異，忙問是用什麼方法得到高壽的呢？女孩說：「我沒有什麼神祕方法，只是常年服用了一種叫枸杞的藥。」使者聽罷，急忙記錄下來，相傳至今。

聽起來好像神乎其神，不過仔細分析，這小小的、紅紅的枸杞身上確實有很多等待發掘的祕密。

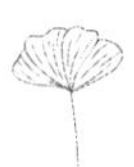

關於枸杞，最早的記載是詩經上的那一句「集於苞杞」，用於醫藥。在《神農本草經》中，枸杞並列為上品，千百年來深受人們的喜愛。晉朝葛洪單用枸杞搗汁滴目，治療眼科疾患；唐代孫思邈用枸杞配合其他藥製成補肝丸，治療肝經虛寒、目暗不明；唐代李梴《醫學入門》中的五子衍宗丸，就是用枸杞配合菟絲子等做成蜜丸，配淡鹽水服用，治療男子陽痿早洩、久不生育、鬚髮早白及小便後餘瀝不禁。

中醫學理論認為，枸杞性平、味甘，有滋補肝腎、強壯筋骨、養血明目的功效，還能抗突變、抗衰老，提高身體免疫調節功能，具有滋補肝腎、益精抗衰、潤肺明目、強筋健骨等功效。適用於虛勞精虧、腰膝痠軟、眩暈耳鳴、內熱消渴、血虛萎黃、目昏不明、遺精陽痿、氣虛體弱等病症，對陰陽兩虛都具有明顯的補益作用。

有一次，一個四、五十歲的女人來問診。我問她哪裡不舒服，她有些支支吾吾的，我猜她肯定有什麼難言之隱，便和她先聊家常以打開心結。慢慢的，我才知道原來她發現自己的帶下色黃、清稀。我說這有什麼好難為情的，身為女人，特別是生了孩子後，都或多或少會有一些小問題，把這些問題解決了，妳的日子才會過得輕鬆。她想了想後點點頭。過一會兒，她又說最近這半年還有頭暈耳鳴、腰膝痠軟的現象，貼了膏藥也不管用。

她一說完，我就知道她是屬於腎虛，如果沒有猜錯的話，夫妻生活應該不太和諧。

後來，我悄悄問她，果然如此，每次丈夫有慾望的時候，她都是有心無力，只是應付一下。

對於這種情況，我給她開了枸杞地黃湯。常喝枸杞地黃湯，能夠「堅筋骨、輕身不老、耐寒暑」。做法很簡單，將生地黃十五克用乾淨紗布包好，和枸杞十五克，白米五十克一起下鍋煮，每天分兩次服用，連續服用半個月，就能夠補肝益腎，益陰養血，炎症也會慢慢消失。

拿著我的藥方，她非常感謝的離開了。

過了半個月，她又來了，一見面，她就說我開的藥方真神，帶下問題完全解決了，頭也不暈了，耳鳴的情況也有所好轉。我說那就好，可以再堅持喝上半個月。她點點頭，然後說她今天來是想問問我，她家有一個親戚剛生完孩子一週，但是為了自己的身材，不想給孩子餵奶，現在奶水逐漸少了。我說那可不好，母乳對孩子的意義非同凡響，我這給妳列一個方子，這個方子不僅可以催奶，還能幫媽媽美容。

聽我這麼說，她連忙好奇是什麼方子這麼神奇？我告訴她這個方子很簡單，雞蛋一個，枸杞二十克，紅棗八粒放入鍋中，待雞蛋煮熟後剝殼，再煮片刻就變成了枸杞紅棗煲雞蛋了。

拿著我給她寫的方子，她連連道謝，臨走前她好像又想起什麼，就問我，我看妳很多方子中都用了枸杞這個材料，是不是這枸杞的功效非常好？普通人可不可以用枸杞泡水喝呢？

我說，這枸杞的功效確實非常強大，老百姓常說「要想眼睛亮，常喝枸杞湯」，枸杞具有養肝明目的功效。大詩人陸游到老年因兩眼昏花，視物模糊，因此常吃枸杞治療，因此而做「雪霽茅堂鐘磬清，晨齋枸杞一杯羹」的詩句。民間也有泡飲枸杞酒的習俗，並把它叫做「卻老子」，意思是能防老益壽。不過，民間還有句話叫「離家千里，不食枸杞」，意思是說枸杞具有很強的激發性功能的作用，對離家遠行的青年男、女不宜。

聽我這麼說，她的臉頰立刻露出兩塊紅暈，羞澀的離開了。

杜仲，眾專家推薦的養腎氣仙物

《本草綱目》記載：「杜仲，潤肝燥，補肝虛。蓋肝主筋，腎主骨，腎充則骨強，肝充則筋健，屈伸利用，皆屬於筋，故能入肝而補腎，子能令母實也」。

傳說，在很久以前，四川峨眉山一帶的人患了一種病，患者腰膝痠痛、頭暈目眩、精神疲倦、行動困難。有一個叫「杜仲」的小夥子翻山越嶺，歷盡艱辛的找到了一種叫絲連木的樹皮。

杜仲讓鄉親們拿回絲連木煮水喝，沒過幾天，患病的人們都恢復了健康。但是，杜仲卻因勞累過度而離開了人間。人們為了紀念杜仲，就把他找到的「絲連木」改名為「杜仲」，又叫「思仙」、「思仲」。

杜仲是一種藥材，最早見於《神農本草經》，據記載，杜仲「主腰脊痛，補中益氣，堅筋骨，強志，久服輕身耐老」。《本草匯言》曰：「凡下焦之虛，非杜仲不補；下焦之溼，非杜仲不利；足脛之痠，非杜仲不去；腰膝之痛，非杜仲不除……誠為要劑。」

中醫認為，杜仲味甘，微辛，性溫，具有補肝腎、強筋骨、壯腰膝、安胎氣等功效。對肝腎虛弱而導致的腰脊痠痛、足膝無力、小便餘瀝、陰下溼癢、陽痿遺精、胎動不安等，有良好的治療效果。《壽親養老新書》中說，杜仲丸能補下元、烏鬚髮、壯腳膝、悅顏色，久服抗衰防老。《聖濟總錄》中說，杜仲飲能溫腎陽、強筋骨，適用於年老體弱腎陽不足、腰膝冷痛無力，療效頗佳。《仁齋直指方論》中說「還少丹」（由杜仲等藥材配製而成），有補肝腎、聰耳、明目、健身之功，為心腎不足、精血虛損、身體虛羸、目暗耳鳴者所常用。

杜仲是中國特有的「活化石」，由於它的藥用價值高且用途廣，所以又被人們譽為「植物黃金」。在眾多功效中，杜仲尤擅補腎健腰，古有「腰痛必用杜仲」之說。

俗話說「男怕傷肝，女怕傷腎」。

中醫認為，就補腎而言，女性比男性更重要。女人有經、孕、產、乳、帶的獨特生

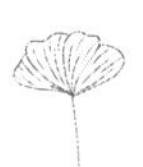

理特點，以腎精、陰血為用。所以，腎精、陰血在女人的體內極易損耗、缺失。女人更應該重視腎虛症狀，更需要補腎。

腎為先天之本，有藏驚、生髓、濾毒、調節內分泌的四大功能，是人體的健康之源、美麗之源、氣血生化之源，是女人最重要的臟器，對女性的生長發育和生殖有不可替代的作用。

再加上女人在懷孕期間，腎中之精、肝中之血均對滋養腹中胎兒有重要的作用，在滋養過程中容易受到損傷，而且加上有經、帶，這樣腎精、陰血的耗費就更多了。所以，很多女人沒到三十歲，就有明顯的衰老現象，衰老速度也比男人快。

大部分女人在生完孩子後，臉上都會有不同程度的各種色斑，特別是黃褐斑。其實，出現這一現象的主要原因是腎虛。腎虛血虛使得血液中的濁物浮起、沉積，形成斑點。也只有補腎養血，使精血充盈，皮膚斑點才會逐漸變淡、消失。另外，還有失眠多夢、全身乏力、疲憊不堪、腰膝痠痛等症狀，都是典型的精血虛少之症。

女人腎虛會導致內分泌紊亂，造血功能受到傷害，氣血兩虧，萎靡不振，百病纏身，而有意識的補腎、護腎、養腎，對於女性來說至關重要。

補腎，最好的季節是在冬天，陰重而陽衰。養生學上講「秋收冬藏」，冬季要固守元氣，保養進補，來年身體便會健康強壯。有句話叫「冬不藏精，春必病溫」，說的就是這個意思。

現在，很多女人都喜歡追求物質和精神獨立，而這些往往都需要自己親自上陣，每天很晚了還在趕報告、趕工作進度，有時候一熬就是一個通宵，等到回過神來，發現自己腰痠背痛，這其實都是腎虛的表現。

不過，妳也不需太著急，俗話說「吃什麼補什麼」，腰痛就補腰，去菜市場買一個豬腰子，再去中藥房買少許杜仲，加入適量水燉煮，有滋補肝腎，強壯筋骨之功效。多吃幾次，妳會發現效果非常明顯。

很多女人生完孩子後，都或多或少有腰痛的問題。其實，這裡還有一個祕訣，那就是在產後第二週多吃以強筋骨補腎氣為主的食物，杜仲和腰花就是首選食材了。

有一次，我參加一個朋友聚會。用餐期間，一位朋友說，她女兒剛生完孩子一個多月，就發現腰痛得厲害。另一位朋友說，產後一定要吃豬腰，這樣才不會腰痛。我生孩子的那時候，我婆婆天天給我做豬腰子下麵條，既補腰又催奶，或者用杜仲和豬腰煮著吃，不過味道不是太好，最好是將杜仲磨成粉裝在膠囊裡吃下去，比較方便。她剛說完，在座很多四十多歲的女人們都懊悔自己生孩子的時候，怎麼不知道有這個補方。

普通人要治腎虛腰痛的話，可以用杜仲二十克、枸杞三十克、栗子七枚，加清水共煮後濾去杜仲渣，加入白米一百克，用文火熬成粥，代替早餐食，堅持吃上一段時間的

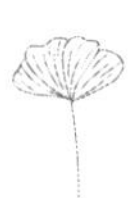

營養早餐後，妳會發現妳腰痠背痛的毛病好了不少。

從古到今，杜仲都是藥房配藥師傅手中的「常客」。李時珍說杜仲「久服輕身耐老」，說明杜仲有病治病，無病保健的功效。唐朝大醫學家孫思邈則宣導多食杜仲，喝杜仲羊肉湯，可明目強身防病，並能提高人的聰慧度。可見，杜仲一直是眾名家推薦的養腎「仙藥」。

愛美的女人們，時常腰痛的女人們，感覺自己的精力下降的女人們，一定不要錯過哦！

栗子，女人最愛的養腎氣小零食

小時候，我外婆家屋後的山坡上有一棵很大的栗子樹，每到栗子成熟的季節，就是我最高興的時候。邀上三五夥伴，拿著長竹竿，便開始敲板栗了。膽子大的人會爬到樹上，用力的搖晃樹幹，這時成熟的栗子便會嗖嗖嗖的往下掉，這時，大家都會四處逃跑，生怕被掉下來的栗子砸中，那種痛可不是用言語能形容的。

收集完栗子後，大家都使出腳下功夫，用硬底鞋把這些帶刺的外殼放在腳底下一頓亂踩，直到刺全部掉了，然後再用手掰開，便露出兩、三粒褐色的栗子了。去掉硬硬的外殼，剝開軟軟的皮，最裡面淡黃色的果實便是嘴中之物了。咬上去發出「嘎嘣嘎嘣」

清脆的聲音，清爽的、甜甜的味道直入心田。

幾十年過去了，摘栗子、踩栗子、剝栗子的情景至今我仍記憶猶新、難以忘懷。

上大學時，我仍然喜歡吃栗子，特別是生栗子，可是在外面很難買到新鮮的生栗子，不過能吃到糖炒栗子也不錯。有一次，我拜託同學幫我買點糖炒栗子，沒想到同學直接拿到了教室。我打開紙袋子，一時整個教室都彌漫著撲鼻的栗子香味，一袋美味很快就被瓜分了。正吃得起勁的時候，不知哪個男生冒出一句，「這栗子應該讓我們男生多吃，可以補腎」，一聽到「補腎」這個詞，很多女生都不好意思起來。

後來，我查閱了相關資料，發現栗子真的是補腎佳品。栗子味甘性溫，無毒，入脾、胃、腎三經，有「益氣補脾、厚腸胃、補腎強筋，活血止血」的作用，素有「乾果之王」的美譽，在國外它還被稱為「人蔘果」。鮮板栗所含的維生素C比公認含維生素C豐富的番茄還要多，含量更是蘋果的十多倍！栗子所含的礦物質也很全面，有鉀、鎂、鐵、鋅、錳等，雖然達不到榛果、瓜子那麼高的含量，但仍然比蘋果、梨等普通水果高出得多，尤其是含鉀突出，比號稱富含鉀的蘋果還高四倍。

很多人年紀一大，特別是女性朋友，由於陽氣漸漸衰退，不僅會出現腰膝痠軟、四肢疼痛，還可能出現牙齒鬆動、脫落，這些都是腎氣不足的表現，當從補腎入手，及早預防，食用生板栗就是可行的方法之一。唐宋八大家之一的蘇轍，曾作詩一首說明自己

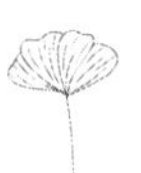

按照「舊傳方」食用板栗，醫治腰膝痠軟：「老去自添腰腿病，山翁服栗舊傳方，客來為說晨興晚，三咽徐妝白玉漿。」蘇轍正是告訴老人們，如何食用板栗補腎的方法：每天早晨和晚上，把新鮮的栗子放在口中細細咀嚼，直到滿口白漿，然後再一次又一次的分批慢慢吞咽下去，就能收到更好的補益治病效果。中老年人若是養成每日早晚各吃風乾的生板栗五到十枚的習慣，可以達到有效預防和治療腎虛、腰痠腿痛的目的。需要特別說明的是，脾胃不好的人生食不宜超過五枚。

這一點，在我外婆家那裡的眾多老年人就是最好的驗證，這些老人們有的都七、八十歲了，但她們照樣能下地幹活，走路也很正常，牙齒還能嚼豆子。這樣硬朗的身體，除了多年養成良好的生活習慣外，她們圍裙裡常揣的栗子，可謂是功不可沒。

現在，每到秋天，走在大街上，一陣陣糖炒栗子的香味就撲鼻而來，每當聞到這股香味，我都會買上一袋。傳說，曾經有一位契丹皇帝喜歡吃糖炒栗子，他專門建造一個栗園，然後讓一個叫肖韓的家奴為他炒栗子。這個肖韓手藝很不錯，皇帝就問他炒栗子的訣竅。原來，栗子有大小之分，如果一起炒，不是大的不熟，就是小的炒糊了，很難達到火候一致。於是，肖韓把大小栗子分開來炒，這樣才保證每一顆栗子都恰到火候，味道香甜。歷史上還有很多位皇帝鍾情於栗子，慈禧太后很喜歡栗子麵窩頭吃起來也讓人是意猶未盡。

在《紅樓夢》裡，也有一位美女喜歡栗子。話說《紅樓夢》裡有十二個美女，叫金陵十二釵，這十二釵中大部分人身體都不太好。秦可卿早早夭亡，王熙鳳沒有活過三十歲，黛玉就更不必說了，從小體弱多病，三歲就開始吃藥了，薛寶釵必須要靠「冷香丸」才能夠抑制自己咳嗽咳喘的毛病。

但是有一個人非常特別，別人不敢吃肉喝酒，她敢；別人不敢在石頭上睡覺，她也敢。她就是史湘雲。像烤鹿肉這樣難以消化的東西，黛玉肯定是無福消受的，而史湘雲能大塊吃肉、大口喝酒，卻沒有任何不適的表現，足見她是身體好、胃口棒。

她不僅愛吃烤鹿肉，還特別愛吃栗粉糕。栗粉糕的主要材料是板栗，這跟史湘雲的健康有什麼關係呢？中醫認為板栗可以補腎，在石頭上睡覺是容易損傷腎氣的，「五勞七傷」裡說「久坐溼地傷身！」史湘雲敢在石頭上面睡覺而身體無恙，這與補充腎氣的栗粉糕應該有一定的關係！

事實上，栗子補腎，在眾多的醫藥典籍中也能找到依據。孫思邈的《千金要方》裡就曾提到過：「栗，腎之果。腎病宜食之。」在《千金方．食治》中補充介紹說：「生食之，甚治腰腳不遂。」強調了「生吃」這一用法。腎在四季中對應的是冬季，冬季主藏性，恰巧符合腎藏精的特性，故而在冬季養腎可以取得事半功倍的效果。

另外，五色之中，腎對應黑色，這個黑色也可以理解為一切深顏色的東西，栗子也包括在內了。所以，因腎虛引起的腰痠腿痛、夜尿頻多、月經不調等症，都可以透過多吃栗子得到緩解。因為腎主骨，多吃栗子還能維持牙齒和骨骼的正常功能，防止骨質疏鬆、筋骨疼痛等，能夠有效緩解人體衰老的速度。

生活中，用栗子補養、治病的方法很多，除了生吃和炒熟吃之外，還可以做成美味的菜餚。在這裡給大家推薦一款補腎的菜餚——烏骨雞栗子煲。新鮮的栗子十枚，烏骨母雞一隻，鮮栗子去殼取栗仁備用，烏骨雞褪毛，去除內臟，洗淨晾乾後。將烏骨雞、栗子仁一起裝入砂罐中，加清水沒過雞與栗子，再放一塊生薑入水中，加蓋文火燜兩小時。起鍋加少量食鹽，最好不要放味精，即可食用。在這道菜裡，烏骨雞，甘平，入肺、腎，滋陰益氣，能雙補肺腎，而栗子有補腎強筋的效果，可謂強強聯合，具有很好的補腎效果，特別適宜女性朋友食用。

不過，栗子的營養保健價值雖然很高，但也需要食用得法，最好是在兩餐之間把栗子當成零食，或做在飯菜裡吃，而不要飯後大量吃。這是因為栗子含澱粉較多，飯後吃容易攝入過多的熱量，不利於保持體重。這一點可是期盼苗條身材的女性朋友的大忌。

吃過早飯和午飯後，往妳的包包裡，塞一把栗子，當成零食，有事沒事的時候吃幾粒，長期下來保證妳的腰不痛，腿不痠、牙齒不鬆動。

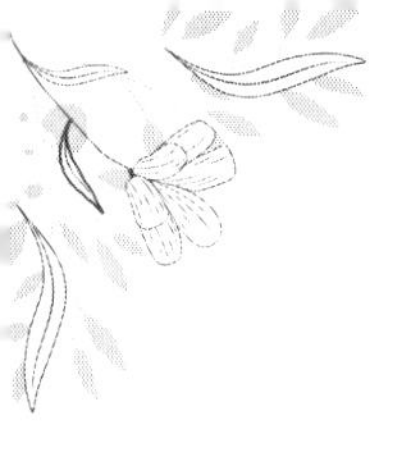

第五章 「女七」是女人的養生節律，養氣血注重七年之「養」

大自然的每個生命都有自己的生長規律，比如說植物有特定的播種、施肥、開花、結果的時間，掌握好這一規律，才能事半功倍。

同樣，人的生長變化也是有規律的。中醫醫學寶庫中現存成書最早的一部醫學典籍《黃帝內經》中就明確指出，男女生命週期的不同，女人的生命週期是七年。每經過七年，女人的身體就會有一次明顯的變化，即「女子七歲，腎氣盛，齒更髮長；二七而天癸至，任脈通，太衝脈盛，月事以時下，故有子；三七，腎氣平均，故真牙生而長極；四七，筋骨堅，髮長極，身體盛壯；五七，陽明脈衰，面始焦，髮始墮；六七，三陽脈衰於上，面皆焦，髮始白；七七，任脈虛，太衝脈衰少，天癸竭，地道不通，故形壞而無子也。」

我們總是大喊口號養生，其實所謂養生，就是根據生命規律的變化而進行適當的調養，幫助身體按照自然規律來成長，把疾病消滅在初生之時，使身體陰陽平衡，運轉正常。

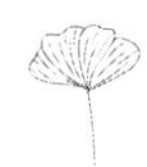

「一七」，腎氣盛，援助腎氣讓小女孩長得更優秀

社區裡有一個五歲的小女孩名叫蕾蕾，五官長得很清秀，很討人喜歡。唯一不足的是頭髮很黃又很稀疏，大家都叫她黃毛丫頭，在背地裡說她是「營養不良」。當媽的聽到這樣的話就很不開心，這年代還有誰家的孩子會營養不良，只有營養過剩！

有一天早上，去菜市場買菜時，蕾蕾的媽媽遇見了我，碰巧說起這件事。我說，頭髮枯黃和人體的氣血有關，氣血充盈，頭髮才能夠光亮潤澤，否則就只能發枯色黃。她媽媽說，那怎麼辦呢？我需要幫她買點營養品嗎？我說，不用，最好的補品就是食物，在飲食上多吃一些補腎、補血的食物，堅持一段時間就會好轉了。而且她還是一個孩子，正在生長發育的時候，代謝能力很強，沒必要吃補品。

於是，每天早上喝粥時，她家的其他人都喝白粥，只有她喝核桃粥和芝麻粥，吃膩了就改喝核桃黑芝麻米漿。每天的餐桌上都是豬肝、菠菜、紅棗等補肝血的美食，飯後還會喝上一些新鮮的水果。另外，無論多麼忙，她媽媽都會抽空給女兒梳頭，經常梳理頭髮，能夠促進頭部的氣血運行，從而使頭髮得到氣血的濡養，變得濃密亮澤。在梳頭的時候，也可以用手幫孩子按摩頭皮，促進氣血的流通。

就這樣堅持了一、兩年後，等蕾蕾長到七歲時，別的小女孩都開始換牙齒時，她的小乳牙也開始鬆動了。要知道，兩年前的她是長的比人家慢的瘦小的黃毛丫頭呢！

為什麼我強調是七歲呢？中醫上講，女人的成長週期是七，而男人的成長週期為八。女人過了二十八歲，男人過了三十二歲，身體就開始走下坡路了。

像蕾蕾這樣頭髮稀少、身材矮小，其實是腎虛的表現。很多人會說，補腎不是男人的事嗎？怎麼小女孩也要補腎？《黃帝內經．素問．六節藏象論》中說「腎者，主蟄，封藏之本」，也就是說，腎主封藏，是人體精氣集中歸藏的所在。腎是人的先天之本，如果腎虛，人體的精氣就無法統攝。可見，腎是人健康的根基，無論男女，腎都十分重要。

我常常告誡所有要準備懷孕的新手父母，至少在懷孕前半年要戒菸戒酒，養成良好的生活習慣，然後堅持每天都到戶外鍛鍊身體，這樣生出來的孩子才會身體健康。如果是女孩的話，在七個月的時候就會長牙齒了。而如果先天不足，可能要很晚才會長牙齒，因為腎主骨，腎氣充足，骨骼強健，牙齒才能夠堅固齊全。

如果腎中陽氣不足，人就會失去活力。對小女孩來說，如果腎陽不足，就可能出現尿床、頭髮枯黃稀少、筋骨瘦弱、發育遲緩、長牙晚等情況，身體的發育也明顯遲於同齡的小孩，甚至還出現智力低下的情況。這無疑會讓小女孩的人生變得充滿坎坷。

《紅樓夢》第三回曾寫到，眾人見林黛玉身體面龐「怯弱不勝」，就知道她有「不足

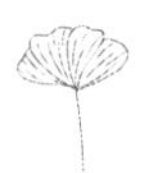

之症」。黛玉自己也說「從會吃飲食時便吃藥」，請了很多名醫也不見效。可見，一個先天不足的孩子往往很難擁有健康的體魄。

因此，腎的健康與否，關係到女人一生的命運。要想開啟女性人生的大運，讓女人一生健康美麗，就要在人生的第一個重要階段注意補腎。

從小千金出生後能夠加輔食開始，媽媽們就要著重給孩子補腎。雞蛋無疑是最適合寶寶的食物了。七個月的寶寶可以適量的吃一些蛋黃。蛋黃性平味甘，能夠補脾胃，而且還利於寶寶吸收，對於補養腎氣、強健骨骼有很好的作用。另外，蝦也是補腎佳品。中醫認為，蝦性溫味甘，有補益腎氣的功效。把蝦剝殼，剁成蝦泥，對寶寶來說最適合不過了。

慢慢的，隨著孩子的長大，準備孩子的飲食要多樣化，讓她攝入各種食物，保持營養全面且不挑食。多吃豬肉和豆類食物。《黃帝內經．素問．金匱真言論》中有「腎……其味鹹，其類水，其畜彘，其穀豆」的說法，豬肉和豆類都是很好的補腎升陽的食物。另外，山藥、豬蹄筋、豬骨髓、鱸魚等都是補益腎精的食物，可以多吃。

少吃甜食和冷飲。《黃帝內經．素問．生氣通天論》中說：「味過於甘，心氣喘滿，色黑，腎氣不衡。」可見，太多的甜食對腎是不利的。冷飲是寒涼之物，寒氣入侵體內，就會變成溼邪，影響腎的正常功能。

等到孩子慢慢長大，上幼稚園、上小學時，建議爸爸媽媽不要給孩子太多壓力，讓她覺得上學是一種負擔。我們身邊很多父母大多都會對孩子說「妳要用心學習」，其實，這裡的「用心」就是中醫所講的「用神」。《黃帝內經．素問．六節藏象論》中說「心者，生之本，神之變也」。神與心有關，而心主血脈，心的氣血充盈，才能夠保證五臟的功能正常，從而保證「神」的產生。

如果妳想讓孩子的學習好，那就要多給她的「神」加些油。多給孩子吃補氣血的食物。氣血是水穀精氣轉化而來的，在孩子的飲食中添加一些紅棗、桂圓、花生等補氣血的食物，最簡易的做法是煮成營養八寶粥，既容易消化，又能補血強身，一舉兩得。平時，給孩子多做一些肉、蛋、奶、豆腐、魚等補腦的食物。特別是魚，營養豐富、便於消化，是孩子健腦養神的黃金食品。

還有的孩子膽子很小，都七歲了還要和媽媽一起睡，自己單獨睡的話要開著燈才能睡得著。媽媽逢人就會說「這孩子膽小」。其實，膽小只是她外在的表現，從中醫來講，膽小是腎虛的表現。中醫有「在臟為腎……在志為恐」的說法，也就是說恐為腎之志。如果腎氣充足，臟腑能夠得到很好的滋潤，就會膽氣豪壯；而如果腎氣不足，則臟腑失於滋養、功能低下，自然會表現出膽子小、容易害怕。

這時，媽媽就要給孩子做心理建設，多鼓勵她，看看她究竟是因為什麼而害怕，幫

她從根源上解決問題。讓孩子多喝一些小米粥、大骨湯、芡實山藥粥，豇豆也是補腎的佳品。只有腎氣充足，孩子才不會畏縮膽小。

一顆小樹苗，要長成參天大樹，需要園丁精心呵護，即時澆水施肥剪枝。對於孩子來說，父母就是她的園丁。所以，別總是羨慕人家的孩子怎麼那麼健壯、那麼活潑，膽子那麼大，多給自己的孩子補氣養血，妳的孩子一樣也能陽光燦爛。

「二七」，援助任、衝二脈之氣為健康打下基礎

從一個七歲的黃毛丫頭，變成十四歲亭亭玉立的小女孩，這七年稱為「二七」。「二七」最重要的變化是有月經了。在古代，女子十四歲左右就會來月經，只要女子一來月經就標誌著成熟的開始，這時就要把頭髮盤上，讓媒婆知道，這個孩子已經長大成熟了，可以定親了。

不過，想要身材健美、面色紅潤，就要好好的對待身體中一條最重要的脈絡——任脈。《黃帝內經．素問．上古天真論》中有「女子……二七而天癸，任脈通，太衝脈盛，月事以時下，故有子」的說法。可見，女子月經初潮，能夠懷孕生育，都是「任脈通」的結果。「二七」的女孩只有任脈功能正常，才有生殖能力。

任脈是奇經八脈之一。它起於小腹，下出會陰，向上經過陰毛部，沿著腹內，向上

經過關元穴，到達咽喉部，再經過面部，到達眼睛下，是一條經過人體前正中線的脈絡。任脈主血，掌管女人的生殖功能，對女性的津液和精血起著重要的調節作用。任脈正常，女性才能夠月經規律，能夠正常懷孕生產。如果任脈氣血不順，女性就會出現月經不調、小腹鼓脹、腫痛，甚至不孕等症。

衝脈也是人體奇經八脈之一。衝有要衝的意思，說明衝脈是人體氣血的要衝所在。衝脈也起於腹內，下出會陰，並在此分為三支：一支沿腹腔前壁，挾臍上行，與足少陰經相並，散布於胸中，再向上行，經咽喉，環繞口唇；一支沿腹腔後壁，上行於脊椎內；一支出會陰，分別沿股內側下行到足大趾間。形象的說，衝脈就像人體內的一根網線，上下連接，連接了身體的陰經，從而連通了全身的十二經脈，集中了人體五臟六腑的氣血，所以衝脈又被稱做「十二經脈之海」。

當經脈臟腑的氣血不足時，衝脈能夠給予滋養和補充；當經脈臟腑的氣血充盈的時候，衝脈又能夠儲存和調節。衝脈運行通暢，則臟腑功能正常，「二七」女孩就能正常發育；而如果衝脈運行受阻，臟腑氣血就不能正常供應，人體自然就不會健康。

十幾歲的女孩子，月經剛剛來，有的人就會有痛經的現象。中醫講「不通則痛，通則不痛」，痛經說明妳的身體「不通」了，而任衝二脈是主管調理女性月經的，只要保證任衝二脈的通暢，就能夠緩解痛經。

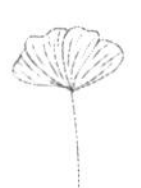

還有的女孩子月經來了幾個月後，突然就不來了，或者月經淋漓不止，這也是醫學上所說的閉經和陰道不規則出血。其實，這都是任衝二脈失調造成的，只要及時進行調理，是完全可以控制的。

任衝二脈不僅主月經，還主生殖。只有任衝二脈氣血旺盛，血才能下注子宮，經陰道排出為月經，或於妊娠時滋養胚胎。如果任衝二脈氣血不足或通行不利，女性就會出現不孕。可見，任衝二脈對於女人來說非常重要。

那麼任衝二脈要怎麼調理呢？

在我們的任脈上有一個重要的穴位叫石門穴。石門穴是任脈上一個重要關卡，它把任脈中經過的寒溼之氣阻擋下來，只讓溫熱的水氣上行。這樣，任脈就能夠血氣通暢，不會有血瘀氣滯。任衝二脈是相互連通的，任脈的通暢能夠濡養子宮，從而促進衝脈通暢。石門穴位於下腹部，任脈上，臍下兩寸。可將右手中指彎曲，用第二個指節在肚臍下比出二個指節的長度，那個位置就是石門穴。按摩時，先將右手手掌橫放於石門穴上，左手疊放在右手手背上，向下推至毛際處，反覆推按多次，至小腹溫熱為止。按摩石門穴，能夠使任衝二脈氣血循環通暢，從而溫暖胞宮，改善女子月經不調、陰道不規則出血、痛經等問題。另外，按摩石門穴還有補腎作用。

按摩任衝二脈，可以打通經絡，保持身體陰陽平衡。它們的功能就像一個帶有多種功能的按鈕一樣，如果是婦科方面的，多按肚臍以下的穴位；腸胃方面的，按肚臍以上，胸以下的；美容方面的，就多按臉部的；情緒方面的，多按胸以上，脖子以下的。每天堅持二十到三十分鐘，妳一定能收到應有的效果。

我有個閨蜜是一個晚婚晚育者，快四十歲了才想要小孩，如她所願，生了一個小女孩。今年，小女孩剛上國中，原本在小學成績很好的她，一到國中就不太適應了，為了一點小事就和同學發脾氣，時間一長，大家都不想和她玩了。她自己雖然經常獨來獨往，但還是會生悶氣，心裡很不痛快。回到家就和媽媽抱怨，自己的胸口堵得慌，有時候還會莫名其妙的發脾氣。

一開始，媽媽覺得是不是這孩子在鬧青春期，就沒怎麼理會她。後來，在一次電話中聊起這事，我告訴她，覺得心裡堵得慌，可以用「推心置腹」法。胸悶，是因為氣血瘀滯在胸腹，不能通暢，而透過推腹，瘀滯的氣血得到了疏散，任脈通暢了，自然會覺得神清氣爽。

怎麼「推心置腹」呢？那就是按摩位於兩乳頭連線的中點的膻中穴。膻中是任脈上的一個重要穴位，對於促進任脈氣血暢通有很重要的作用。中醫上有「膻中者，為氣之海」。如果把任脈比作是中軸線的話，那麼膻中穴就是這中軸線上的金鑾寶殿。在這個寶殿上，還有一個寶座，那就是心包經。膻中穴是任脈的生氣之海，作用是保養精氣、護

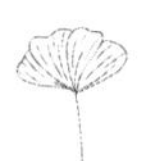

衛心主，如果膻中病變，膻中穴就會出現壓痛。膻中穴還是心的使者，掌管人的喜怒哀樂，只有膻中穴行氣暢通，人才能夠情緒正常，否則就會出現像我閨蜜的女兒那樣生悶氣的情況。

所以說，對於「二七」的女孩來說，任衝二脈氣血暢通，才能精力旺盛，開出美麗的青春之花。

「三七」，腎氣平均，平衡臟腑讓女人燦若夏花

腎氣足，能夠滋養頭髮，強壯骨骼，讓「三七」女人秀髮光澤、身材挺拔、氣質出眾。一旦腎氣衰弱，人就會出現耳鳴、腰膝痠軟、脫髮等情況，衰老不請自來，更不要奢求什麼優雅和美麗。

古代女子雖然十四歲就可以訂親了，但並不意味著馬上要結婚了，古代的規定是「女子二十而嫁，男子三十而娶」。這裡面還蘊含著女七男八的思想。因為女子「三七」二十一歲的時候，腎氣平均，「真牙生而長極」，就是身體開始達到一個巔峰狀態。這種巔峰狀態可一直持續到「四七」二十八歲那年，腎的功能、肝的功能也達到了一個極點，這時女性的身體最健壯。所以，古人認為女子二十而嫁，在生命狀態的最高峰期一定可以養育一個很健壯的孩子。這是很有道理的。

閒暇時分，我時常翻看以前的照片，發現還是二十歲左右的時候最漂亮，雖然看起來很青澀，但是卻像一朵含苞欲放的花朵，似開未開的時候是最美的，等到盛開過後，慢慢凋敗，美就無從說起了。

褪去了少女的羞澀，滿含著對未來的憧憬，二十一歲的女孩有了一番新面貌。身體發育基本成熟了，長出了智齒，身高基本上也停止增長，乳房發育也完成了，骨盆也變寬了，這個時候的女孩身材是最為曼妙動人的。

在這七年裡，大多數的女孩要應付升學考試，有著繁忙的學習重任，因此比較傷神。還有的女孩心氣很高，不斷為自己的將來謀劃，設想「我要達到什麼樣的成績」、「我要考上什麼大學」，雖然胸懷大志是好事，但也需要把目光放在當下，勞神過度就會給自己帶來損傷。我們知道，腎主志，要想志向安定的話，心要定，就多吃黑色食物，比如黑芝麻、黑豆、栗子、木耳、海帶、香菇等，都是很好的補腎食品。

腎氣足，能夠滋養頭髮，強壯骨骼，讓「三七」女人的秀髮光澤、身材挺拔、氣質出眾。一旦腎氣衰弱，人就會出現耳鳴、腰膝痠軟、脫髮等情況，衰老不請自來。對於「三七」的女人來說，腎氣平衡是保養腎精的基礎，是維護嬌美容顏的法寶。

想要達到腎氣平衡，需要給腎更多的關愛，不但要補損，還要增益。如果把我們的腎比作一口鍋，腎精看做是鍋中的水，我們滋養腎，就是要看好這口鍋，不能讓鍋漏

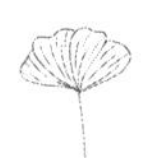

了，同時往鍋裡加水，從而使腎精充足。看好鍋，就是保護好來自於父母所賜予的先天之精，保證腎的基本功能，不做損害腎的事；而往鍋裡加水，就是要注意攝取對於腎有利的食物，給腎補充充足的營養。

養腎，也要講求方法。注意飲食搭配，適量的鹹味對於腎是有益的，而過鹹則會造成傷害；控制咖啡的攝入，少吃甜食，擁有充足的睡眠。二十幾歲的時候，很多女孩往往由於學習的壓力過重，很晚才睡覺，時間長了，就會精神萎靡，皮膚鬆弛且缺乏彈性，臉長痘痘。睡覺也要講求方法，提倡大家睡子午覺。子時是晚上十一點到凌晨一點，是陰氣最盛、陽氣衰弱之時。中醫認為「陽氣盡則臥」，這個時候休息睡眠效果最好，能達到事半功倍的效果。午時，是中午十一點到下午一點，此時陽氣最盛，陰氣衰弱，「陰氣盡則寐」，所以午時也應睡覺。不過，陽氣盛時，通常也是效率最高的時候，所以午睡應以「小憩」為主，只要半個小時就可以了。

我經常看見很多學生午睡時，坐著睡或者是趴在桌子上睡，這會影響頭部血液供應，讓人醒後頭昏、眼花、乏力。午休的最佳姿勢應該是舒服的躺下、平臥或側臥，最好是頭高腳低，向右側臥。

保護腎氣平衡，最重要的是鞏固人體的正氣，避免邪氣入侵。中醫認為外感六淫、內傷七情是人體發病的原因。六淫就是風、寒、暑、溼、燥、火等六種邪氣；七情就是喜、怒、憂、思、悲、恐、驚七種情緒。這個時期的女孩往往會面臨升學壓力，以及早戀的問題，會給自己的精神造成很大壓力，所以情緒很不穩定。中醫認為「喜怒無常，過之為害」，可見，如果長期心情鬱悶，則不良情志就會造成臟腑功能的紊亂。

「三七」時期的女孩，還有一個問題就是肥胖問題。在這個以瘦為美的時代，苗條的身材幾乎是每個女孩的夢想。於是，很多女孩一邊肩負著很重的學業，一邊偷偷的減肥，減來減去，身材沒有瘦下來，健康卻出了大問題，有的女孩甚至出現了閉經。

肥胖，在中醫有「膏者，多氣……肉者，多血……脂者，其血清，氣滑少」的說法。也就是說，身材肥胖的人都是身體出了毛病，臟腑虛弱，氣血運行不能平衡，運化不暢，就會導致體內濁氣、瘀血、脂肪的堆積。想要減肥，保持身材完美，就要保證臟腑功能正常，氣血流通順利。

經絡按摩是調理臟腑、促進氣血運行的好辦法。肥胖的人多脾胃虛弱，有的是吃太多油膩重口味的食物，脾胃負擔過重而無法正常運作，或者是脾胃本身虛弱不堪、運作無力而導致虛胖。按摩胃經是一個減肥的好辦法。

胃經在人體的分布比較廣，在人體的臉部、胸腹部以及腿部外側靠前的部位都有分布。每天早上七到九點，是胃經最活躍的時候，這個時候用雙手握拳，利用指節處，沿著大腿前外側，從上到下敲打到小腿前外側，能夠很好的減肥。另外在膝蓋凹陷的地

方，有一個「犢鼻穴」（外膝窩），這也是胃經穴位，拍打時經過，也可以稍微加強一下。

肥胖的人如果經常腹脹、便溏的情況，就可能是脾經不通暢，除了敲打胃經外，還可以敲打脾經。用手握拳，沿著腿內側中間的位置敲打，能夠促進脾的消化和吸收功能，人才能夠嘴唇紅潤，身體輕盈。

從十四歲到二十一歲，這七年間的小女孩承載了很多夢想，需要付出很多努力和心血。學會必要的健康養生技巧，對一朵正含苞欲放的花朵來說，是非常重要的。

「四七」，身體全盛時期，平衡氣血有益生育

如果二十一歲之前的女人是一朵含苞欲放的花朵，那麼，二十一歲之後的女人則是一朵開放正豔的絢爛之花。世界上沒有一朵花的開放時間能夠長達七年，而恰恰是這七年裡，是女人一生中最美的時刻，同時還肩負著重要的任務——孕育生命。

當然，有的女人說，我不想這麼早生孩子，還想多自由幾年、多奮鬥幾年。這也沒錯，辛辛苦苦打拼了很多年，終於得到了自己想要的，卻要這麼早退居二線，實在是有點心有不甘。

《黃帝內經》中說，「四七，筋骨堅，髮長極，身體盛壯」，也就是說二十八歲的女人身體已發育完成，腎氣充盈，所以筋骨變得強壯，頭髮也光亮濃密，身體狀態達到最高

峰。二十八歲之前是女人的黃金時期，是生孩子的最佳時期。一旦錯過了這個年齡，女人的身體就開始走下坡路，不利於優生優育。

這樣的例子在我們身邊並不少見。曾經有一位患者找到我，問我有沒有什麼生子祕方？我問她怎麼了？她說，幾年前和朋友開了一個培訓公司，剛開始業務不是很好，全靠自己去跑。後來，公司慢慢的有起色了，忙起來就停不下來。隔三差五的去各地做講座，一出差就是好幾個月。她婆婆三番五次的催她生孩子，都被她回絕了。她的理由就是忙，想多賺點錢，穩定基礎。

一晃眼五年過去了，公司也上了正軌，也算是比較有名氣了。看著身邊朋友的孩子都有好幾歲了，有的已經上幼稚園了，她覺得也是該休養生息的時候了。但是，大半年的時間過去了，肚子還是沒動靜。自己已經三十歲了，再懷不上孩子的話問題就大了。

聽完她的訴說，我的腦海裡想起了很多年前的一首歌「當我有了錢的時候，我卻沒時間」。其實，生孩子也是這樣。該生的時候不生，等妳想生的時候，求都求不來。這話，我當然不能說出口。

我仔細觀察她，發現她的臉色比較白，但看上去排除了上了過白底妝的可能性。再透過她說話的語氣和神情，我感覺到她的壓力很大，經常沒說幾句話就歎氣。我說，把妳的腿伸過來，讓我摸摸妳的肝經。在她兩條大腿內側的位置，我摸到了一些瘀積的

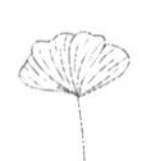

小顆粒。

我告訴她，懷不上孩子是因為輸卵管的問題，是肝氣鬱結導致輸卵管阻塞了。每天用手去按揉、敲打這些瘀積的小顆粒，慢慢的這些瘀積會越來越小，甚至消失。這時候，妳的輸卵管就通了。

她點點頭，過了一會兒又問，好好的為什麼會輸卵管不通呢？

我說，這個問題就在妳的心裡。雖然這半年來，妳基本上不怎麼工作，但看著身邊朋友的孩子都這麼大了，再加上家人的催促，自己的心裡也著急，就出現了肝氣鬱結。妳是不是每一次和老公同房，都期望能中上獎？她不好意思的點點頭。

我告訴她，這也不是什麼不治之症不要太著急。多吃養肝的食物，糯米、黑米、高粱等五穀類食物，這些食物有養血補肝的作用。紅棗、桂圓、核桃都有很好的補血養血的作用。（如何養肝，本書第二章裡有介紹）。另外，就是要調節自己的心情。找一個好朋友傾訴、運動、旅遊等都能釋放壓力，千萬不能自暴自棄，經常出入夜店，喝酒到深夜，晚睡晚起等，都不利於懷孕。

還有的人為了追求事業，意外懷孕了便選擇流產。流產，不管是藥物流產還是人工流產，都會傷及子宮。流產後如果保養不慎，子宮氣血不足，還是可能會導致不孕。中醫講究「法天道」，也就是說人要按照天道來辦事，也就是遵循自然規律。對於女性來說，到了該結婚的年紀就結婚，到了生孩子的時候就生孩子，對身體是最好的。

二十八歲之前的女人身體各方面都很好，但也不排除有些女人的腎氣不足。比如有的人怕冷、月經不調、精神不振、面容憔悴，那就沒辦法懷孕生子。

這時候，就要多吃一些有益腎氣的食物，芡實蓮子糯米粥就是一個很好的選擇。芡實性平，味甘澀，《本草綱目》記載，芡實有補中、除暴疾、益精氣的功效。蓮子性平味甘，有補脾止瀉、益腎固精、養心安神等功效。而糯米性溫，味甘，有補中益氣、健脾暖胃的功效。三味同煮，對於女性的腎氣不足有很好的補益作用。

每一個媽媽都希望能生下一個健康的寶寶，而寶寶的健康卻和媽媽有著不可分割的聯繫。在準備懷孕之前，要養成良好的生活作息習慣，特別強調夫妻雙方都要遵守這一條。然後，請一個老中醫給妳把把脈，使妳的身體在孕前達到最佳狀態。因為，對於寶寶來說，要在媽媽的子宮裡待上十個月，那麼這個房子一定要舒適、乾淨、溫暖、營養充分，這樣出生的孩子才會身強體壯，脾氣溫和，天性樂觀。如果這個房子的氣血不足，寒冷潮溼，寶寶在裡面得不到臟腑氣血的濡養，出生之後，也一定是體弱多病，脾氣暴躁。

曾經，我在部落格上看到一篇很美的文章，大意是：女人，要學會做一個優質女人，做一個愛自己的人，有一份自己熱愛的工作，能做一手拿手的菜，另外，肚子裡還要有點墨水，別只做浮華的女人。

「五七」，陽明脈衰，養好脾胃精神佳

如果說，二十多歲的女人一見面聊的是，今天買了什麼好看的衣服？明天去哪裡玩？那麼三十多歲的女人見面聊的會是，妳家孩子成績如何？今天晚上吃什麼？別說三十多歲的女人俗氣，跟不上生活節奏，這完全是生活所賜。

我時常聽見很多三十多歲的女人跟我說，最近臉色可差了，需要用很多化妝品才能恢復青春的光彩，哪像二十多歲的時候，什麼都不用抹，臉上照樣光亮。更可怕的是，頭髮掉得很厲害，早上梳頭的時候，地上掃了一大把的頭髮。

其實，這都是正常的現象。《黃帝內經》中說，「五七，陽明脈衰，面始焦，發始墮」，也就說，三十五歲的女人陽明脈開始衰弱，出現面色發黃、脫髮的情況。陽明脈就是我們的胃經和大腸經。可見，這時候的衰老都是因為胃經和大腸經衰弱造成的。

《黃帝內經》中有「六經為川，腸胃為海」的說法，也就是說人體的三陰經和三陽經是涓涓細流，而腸胃經脈才是匯聚這些細流的大海。想要人體的其他經脈氣血充足，臟腑功能正常，首先要保證腸胃的功能正常。俗話說「人老先老胃」，只要照顧好我們的腸胃，就能夠顯著改善衰老的情況。

我認識一個在網上創業的店主，是一個四十歲的媽媽，孩子剛上幼稚園，她閒著沒事就在網路開店賣衣服。從進貨、拍照、上貨、設計、行銷、包裝、售後，一系列的工作都是她一個人做。有的時候，為了趕時間，她經常一個人忙到凌晨兩三點，肚子餓得咕咕叫也不管，直接倒床就睡。

大概過了兩個多月，網路商店有起色了，生意也好起來了，她變得更加忙了，身體也逐漸瘦下來了。她老跟人家調侃說，這樣也不錯，以前總盼著減肥，沒想到現在自己倒成功減肥了。不過，她發現最近吃完飯後，總覺得上腹有些隱隱作痛，想到地上撿一點東西都蹲不下去。而且，她還發現自己的臉色很差，皮膚很粗糙，老公都建議她去買一點好的保養品保養一下。

有一次，我在她的店裡買衣服，順便聊起這件事。我說，妳最好去醫院做一個檢查，搞不好是胃出了問題。第二天，她真的去醫院了，在醫生的建議下做了一個折磨人的胃鏡檢查，結果被查出患有胃潰瘍。醫生告誡她，如果再不注意飲食，就可能導致胃穿孔。這下子，她才開始緊張起來。

我們知道，脾胃是人的後天之本。人吃進去的水穀在胃裡經過消化，由脾轉化為精微，並將精微物質傳輸到全身，從而化生為氣血、津液，滋養全身。脾胃正常運轉，人才能生龍活虎。三十多歲的女人，原本脾胃功能就開始減弱，這時再連續熬夜、吃飯不

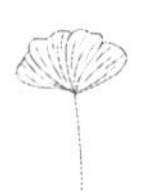

規律，就會雪上加霜，出現潰瘍也不是奇怪的事情。

幾天後，我們又在網上聊天。她告訴我，醫生給她開了一些藥，可是吃了這些藥之後，她就跟餓死鬼一樣，每隔一小時就要吃東西，稍微吃一點就飽了，不吃的話就餓得胃痛，這樣一天下來，大概要吃十幾次東西。我告訴她，胃潰瘍不像長在皮膚表面的潰瘍，可以進行消毒處理，不用一個星期就好了。長在胃裡的潰瘍，只能靠用藥物來進行治療。更重要的是，胃不是靠治的，要靠用養的。

養胃，首先要在飲食上進行調理。多吃容易消化的食物，少吃或盡量不吃生、冷、硬的食物。原本妳的胃就不太好，如果再吃進去硬的食物，無疑是在傷口上撒鹽。滿足的是妳的嘴，傷害的卻是妳的胃。飲食上還要注意少量多餐，讓妳的胃有時間、有空間來消化食物，不要過量，也不要過饑，更不要毫無規律。

養胃，還要有一個好的心態。凡是都要想得開，過度勞累、過度生氣都會損害脾胃健康。三十五歲的妳應該經歷了不少事情，應該懂得不管做什麼事情盡力而為就可以了，不要太注重結果。擁有豁達的心態，才能讓妳更好的享受人生。

養胃，還有一個祕訣，就是每天兩杯優酪乳。優酪乳是牛奶發酵而成的，其營養和牛奶不相上下，但更易於被人體所吸收。優酪乳有生津止渴、補虛開胃、降血脂、抗癌的功效。女人如果胃口不好，進食後就可能會消化不良，造成氣血不足、身體虛弱的情況，而喝優酪乳能夠促進津液生產，幫助進食的水穀更好的消化，從而促進身體的氣血生成。女人只有氣血充足，才會臉上紅潤有光澤。

優酪乳中還含有多種益生菌，不但能夠抑制腸道內的有害細菌生產，還能夠幫助腸胃形成一道抵抗外邪的屏障，從而能夠保護其他臟腑不受傷，防止衰老。女人經常喝優酪乳，能夠提高身體抵抗外邪的能力，避免身體內的毒素堆積，從而起到很好的保健強身作用。

另外，女人還可以多喝一些花草茶來調理脾胃。古人說「上品飲茶，極品飲花」，對於女人來說，最好的飲料莫過於花草茶了。調理腸胃的話，我推薦茉莉花茶。茉莉花性溫，味辛香甘，還有和中下氣、理氣止痛的功效，可用於治療下痢、腹痛、結膜炎、瘡毒。三十多歲的女人如果有口臭或者慢性胃炎的，可以經常喝茉莉花茶，能夠提神解鬱，緩解腸胃不適。但火熱內盛、便祕的人不宜多服。

但凡身體出現異樣，在經絡學裡都可以找到相應的對策。我們的胃經上起於胃口，下至腳趾。所以，經常活動腳趾能夠促進胃經的氣血流通，有健胃生津的效果。活動的時候，也不需要妳做多大的準備工作，上班時間，睡覺的時候，等車的時候，都可以隨時活動妳的腳趾，很方便簡單。

對於「五七」的女人來說，生活就是一個字「忙」。忙家務、忙老人、忙小孩，還要

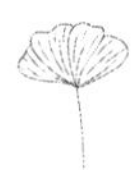

忙工作，這會讓她們疲憊不堪。但是，再怎麼疲憊，也別忘了照顧好自己，只有妳自己身強體壯，妳才有更多精力去關愛他人。更重要的是，在妳的身後，還有很長很長的一段路等待妳去走。

「六七」，三陽脈衰，扶助陽氣是延緩衰老的重點

《黃帝內經》說，女人「六七，三陽脈衰於上，面皆焦，髮始白」。

前面說「五七」的女人是「面始焦，髮始墮」，那麼「六七」的女人則是「面皆焦，髮發始白」。妳瞧瞧，這七年之間，女人的變化是多麼可怕。

有句話叫「男人四十一枝花，女人四十豆腐渣」，它一針見血的反映出了男人和女人「進化」過程的明顯差別。不過，在我看來，會保養、懂保養的女人，到了四十歲才真正散發出迷人的魅力。

四十歲的女人，是女人的驕傲，是世間的珍品，像封藏的恰到好處的酒，不飲聞之即醉，人生的感悟都提煉成了透明的清洌，入口醇厚、圓潤爽喉，絕對不像二十多歲女人那般尖銳、不懂風情。不過，這壇酒也要保存得好，別忘了蓋蓋子而跑掉了酒香。

對於女人來說，陽氣就是醉人的酒香。

我時常聽見我身邊的朋友說，這人一進入了四十，臉色暗淡發黃的速度就會加快，

頭髮也變白了，常常是這個月剛把頭髮染好，下個月又長出白頭髮了。最可怕的是，手腳冰涼，秋天天氣稍微轉涼一些，手就凍得發紫。其實，這都是陽氣不足的表現。

三陽脈實際上是手三陽和足三陽這六條經脈的合稱。這六條經脈是六腑的經脈，除了我們前面說過的手陽明大腸經和足陽明胃經外，還有手太陽小腸經、手少陽三焦經、足太陽膀胱經和足少陽膽經。可見，六腑的功能衰弱使女人老態畢露。想要拯救衰老的容顏，女人就要調理好六腑，調養好三陽脈。

如花的容顏，恐怕是四十歲女人最想留住，卻怎麼也留不住的東西。但是，如果掌握一些小方法，說不定年輕個五歲也不是問題。

我大學的班上有很多女同學，畢業後大家做著各自的行業，有的是上市公司總裁，有的則是菜市場上的小商販。有一年聚會時，我的同學帶來了一個大姐，說是她的得力助手，而且還是同一個學校的。這位大姐看上去像是大姐，但其實年紀比我同學還小五歲，但真的看上去比我同學蒼老不少。據說，她長期出差，加班熬夜的構思方案，有時還討論到凌晨兩三點，可以說公司有今天的成功有她不可抹滅的功勞。聽她這麼說，我們都笑她，應該給她的助手頒發一個「最佳勞動模範獎」。同學笑著說，有付出就有回報，「勞動模範」這是肯定的了。

一個星期後，我到批發市場採購辦公用品，無意間見到了一個很眼熟的面孔，壯著

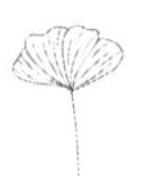

膽子聊上幾句後，發現竟然是我的大學同學，她在這裡當起了小老闆。可是依我看，她這個小老闆當還真是當對了。雖然她是四十多歲的人了，但是氣色很好，臉上紅光滿面，除了眼角的魚尾紋外其他也沒有什麼皺紋，皮膚更沒有該年紀人常有的鬆弛。如果不是和她是同學的話，根本不知道她已是四十多歲的人了，頂多也就三十五歲。但事實上，她的兒子已經十六歲了。

看到這樣的氣色，我也不禁羨慕起來，忙問她用什麼保養品？她說，我哪有用什麼保養品，什麼都沒有抹，冬天也就抹那種康是美的平價乳液，其他三季都不抹。我又問，那妳的皮膚怎麼保養得這麼好？她想了想說，大概和她常搓臉有關。

聽她這麼一說，真是一語驚醒夢中人。中醫認為，面部聚集了人體的許多重要穴位和經脈，三陽脈就在面部有所分布，尤其是足陽明胃經幾乎密布在人的面部。按摩這幾條經脈，能夠通經活絡，對於促進六腑的氣血流通有利。只有氣血流通，身體才能更好的消化和吸收營養，排泄廢物。人自然也就容光煥發，不但臉色好看，還能預防皺紋產生。這個小老闆每天早晚的必做功課，就是將雙手搓熱，然後雙手捧臉，沿下頷、嘴唇、鼻子、前額、兩鬢、面頰的順序反覆摩擦至面部發熱為止，動作要輕柔舒緩，速度均勻。

三陽脈除了分布在臉上外，還分布在手和腳上。閒來沒事的時候，兩手相對，稍稍用力，拍手至兩掌有溫熱感為度。每天還要用熱水泡腳，輕輕按摩自己的足底。如果覺得哪個位置有壓痛，就可能是經絡氣血瘀滯造成的，經常按摩，疼痛可以消失。

除了容顏變老外，頭髮變白也是六七時期一個重要表現。其實，不管是脫髮，還是頭髮變白，都只是表象，其根本原因還是和妳的臟腑氣血有關。中醫認為，心主血脈，肝藏血，而髮為血之餘，所以頭髮和心、肝的關係密切。如果心和肝氣血不足，人的頭髮就會變白脫落。另外，中醫還有「腎其華在髮」，頭髮生機的根源在於腎。人年輕的時候腎氣旺盛，所以頭髮濃密繁盛，而到了老年腎氣不足，頭髮就會枯黃脫落。

所以，與其說保養頭髮，不如說是保障臟腑的氣血充足。方法有很多，比如多吃一些果仁類的食物，多吃新鮮的蔬菜水果，少吃油膩煎炸的食物。在這裡，我推薦大家一個頭髮不白的祕方——每天吃兩勺炒熟的黑芝麻。我的家鄉有一個老太太，八十多歲了頭髮還照樣漆黑，氣色也很好，一點也看不出老態龍鍾的樣子。她的祕方就是每天都吃炒黑芝麻，芝麻是自己家裡種的。她從三十多歲的時候就開始吃了，五十年如一日，才有今天的成效。如果妳在吃芝麻的同時，還同時吃幾顆核桃，效果會更好。

人上了一定年紀就會很怕冷，特別是女人。這是因為陽氣流失了。陽氣就像天空中的太陽。太陽能帶來光明，照耀萬物，而陽氣能夠滋養身體，帶來力量。妳看小孩子的陽氣就特別足，大冬天的他一個人能在外面玩很久，一點也不覺得冷。我奶奶常說「小

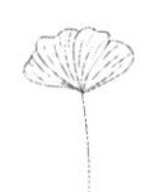

孩子身上三把火」，冬天別給孩子穿得太多，包得太多反而會出問題。而大人就不一樣了。很多四十多歲的女人會有怕冷、懶言、身倦、消化不良、食慾不振等情況，這都是陽虛造成的。

中醫認為，陽虛而生外寒，陽虛患者最主要的表現是怕冷、四肢冰涼。找出原因就好辦了。這類患者可以多吃一些溫補的食物，多吃桂圓紅棗湯，具有補血益氣的功效。到了冬天，可以多吃當歸羊肉湯。妳別小看這道菜，其實還是一道藥膳。羊肉是溫熱的食物，有很好的補腎養陽的作用，而當歸有活血的功效。二味同煮，能夠活血補血，養陽益氣。

平時，也別老窩在家裡，多出去活動活動，遊山玩水，哪怕只是曬曬太陽，也對身體有幫助。晚上回到家裡，請妳的老公給妳敲敲背。「腹為陰，背為陽」，經常敲敲背能夠促進背部氣血流通，對於生發陽氣十分有利。敲背時，可稍加用力，以背部肌肉不感覺痛為度。

回過頭來，看看我的兩位朋友。一位雖然是上市公司老總的得力助手，但容顏憔悴；一位雖然只是一個小小批發店的老闆，但氣色很好，看起來也年輕不少，但我想背後肯定還有一個疼愛她的老公。如果是妳，妳會怎麼選擇？

在雜誌上曾看到這樣一句話：「年齡只是上帝與女人開的一個玩笑」。我覺得很對。

一個女人，可以沒有美貌，但要有讓自己變美的心思；可以沒有好的家世背景，但要有自己的分量；可以沒有昂貴的衣裳，但不能沒有整潔的模樣；年齡可以增長，但嚮往美的心不能衰老。

「六七」的女人，人生已經過去了一半了，趁著老人都還健康，孩子都已逐漸自立，難得閒暇的好時光，就好好愛自己吧！

「七七」，挽救任衝二脈，平安度過更年期

《黃帝內經》說，女人「七七，任脈虛，太衝脈衰少，天癸竭，地道不通，故形壞而無子也。」也就是說，女人到了四十九歲，任脈虛弱，衝脈衰退，維持月經和胎孕的物質枯竭，月經停止，失去了生育能力。衰老的速度非常的快，對於女人來說，真是一件沉重又無奈的事。

所以說，快五十歲的女人大多數要過幾年煩惱的日子。

我的鄰居王太太前幾年去菜市場買菜的時候，不小心摔了一跤，結果左腿膝蓋處骨折了。在醫院躺了半個月，腿上多了兩塊鋼板，打了四個釘子回家了。休息了幾個月後，王太太終於恢復正常上班了。

去年，王太太又去買菜，這次是騎腳踏車，路上碰到一個石頭，不小心又摔了一

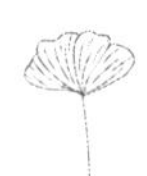

跤，導致右腿小腿骨折。她又去醫院躺了半個月，上了兩塊鋼板，帶了打個釘子回家。估計世界上少有比她更倒楣的人，三年之間，兩條腿都骨折了，更要命的是還只是輕輕的摔了一跤，這要換成一個年輕人，頂多是一個皮外傷，爬起來就可以走了。

事實擺在眼前，臨近五十歲的人，摔不起。「七七」的女人大多數面臨絕經，絕經後種種問題就隨之而來。骨質疏鬆是這個時期的女人備受困擾的問題之一。骨密度降低的速度非常快，就很容易出現骨質疏鬆，容易在意外中發生骨折，還有些人會出現關節疼痛，尤其是肩、頸、腰等部位。中醫認為，腎主骨，「七七」的女人腎氣衰弱，骨骼就會變得脆弱，所以很容易出現骨質疏鬆。

絕經後，對女人健康造成危害的還有一個疾病，那就是心臟病。年紀越大，女人得心臟病的機率越高。《黃帝內經》說「諸邪之在於心者，皆在於心之包絡」，也就是說，外邪侵犯心時，首先侵犯心包。心臟的疾病都是因為心經和心包經出現問題導致的。而這些經脈的氣血流通受任衝二脈的控制。

此外，「七七」的女人還會出現失眠、焦慮、神經過敏、憂鬱等各種疾病。而這些症狀歸根究柢，都是由於任衝二脈血虛造成的。因此，調理任衝二脈，對女人來說，是一項必修課。

在經絡學上，按摩公孫穴、列缺穴能夠起到調理任衝二脈的作用。公孫穴是八脈交會的穴位，通於衝脈。按摩公孫穴，能夠寧心安神、補中益氣，防治衝脈疾病。公孫穴在第一蹠骨基底部的前下方（腳底），赤白肉際。用手指沿腳拇指向足跟方向走，經過第一個突出處，向下凹陷的位置。用拇指按摩，以痠痛為度。

列缺穴也是八脈交會的穴位，通於任脈。按摩列缺穴能夠很好的調理任脈，能夠治療頭痛、齒痛、頸部僵硬等頭頸疾病。取此穴位時，患者應正坐或仰臥，微曲肘，側腕掌心相對，列缺穴位於手腕內側（大拇指側下）能感覺到脈搏跳動之處。用拇指按揉列缺穴，以痠痛為度。

俗話說「十指連心」，我們每一根手指之中都有經絡通過四肢和心相連。透過活動手指，可以通經活血。心臟功能不太好的女人，可以經常用雙手十指叩擊桌面，能夠起到很好的強心健體的功效。

因此，調理好任衝二脈，就相當於給「七七」的女人保了健康的保險，能避免多種疾病的傷害。「七七」的女人，人生已經過去了一大半，歷經了人生各種風風雨雨，性格的棱角已經被歲月磨得很圓潤了，剩下的是用一副好心態，平靜而樂觀的對待未來的生活。俗話說「養生貴在養心」，只有心情愉快、心胸豁達，才能夠永保青春。

首先，飲食上要多吃蔬菜，少量多餐。臨近五十歲的人脾胃的消化能力弱了。消化能力強的時候，清者化升成氣血，濁者就排出體外了。消化能力弱的時候，代謝的東西

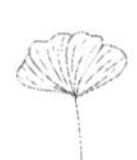

排不出去，就開始發胖，就開始衰老了。

那麼七七女人該怎麼辦呢？那就是早上和中午吃得好一點，晚上盡量吃清淡些。因為人和自然界是個統一的整體，早上和中午的時候，儘管妳自身的消化能力變弱了，但是可以借助自然界的陽氣增強消化。到了晚上，若妳吃得好了、吃得多了，借助不了自然界的陽氣，自身的消化能力又弱，代謝不了的多餘東西就容易在體內囤積。等妳一旦血脂、血壓高了就不好調治了。

就好比說人年輕時，血管裡的血就像清水，妳跑完一百公尺了，回來只要睡一覺第二天又輕鬆了，因為妳晚上睡覺的時候，血液把妳的所有的毛細血管都清乾淨了。隨著年齡的增大，飲食結構如果不注意，血管逐漸從清水向黃河的水發展，血脂高的人，血管內壁上有一層油，這種狀況到了四、五十歲就有感覺了，睡覺和沒睡覺沒有什麼區別，睡完了甚至比不睡還要累，就是因為血液黏稠度太大了，很多毛細血管得不到足夠的濡養，這種情況與不良的飲食習慣直接相關。

其次，要多運動。俗話說「生命在於運動」，「七七」後的女人協調性的能力較差，骨骼也變得脆弱，身體無法承受較大的運動量，以游泳、散步、太極拳等運動比較適宜。運動量不宜太大，以身體稍稍出汗為宜，關鍵是要長期堅持，切不可三天打漁兩天曬網。

另外，還要有自己的愛好。這個時候的女人大多已經退休，老公卻還在上班，而孩子都已經成年，所以有自己的生活空間，一個人待著的時間長了容易變得孤僻，出現憂鬱情緒。多參加一些集體活動，如插花、做菜、跳舞、讀書看報等，經常動手動腦就能夠找到很多樂趣，從而保持身體活力，陶冶情操。

女人怕老，似乎是一種天性。年紀越大，越不敢看以前的照片。有人說：二十歲女人嬌豔、三十歲女人嫵媚、四十歲女人浪漫。那麼五十歲的女人呢？我想她身上優雅的氣質，淡定的步伐，才是最迷人的。日雖過午，夕陽尚遠，五十歲的女人多學會一些養生技巧，保持身體上任衝二脈氣血暢通，才會健康長久。

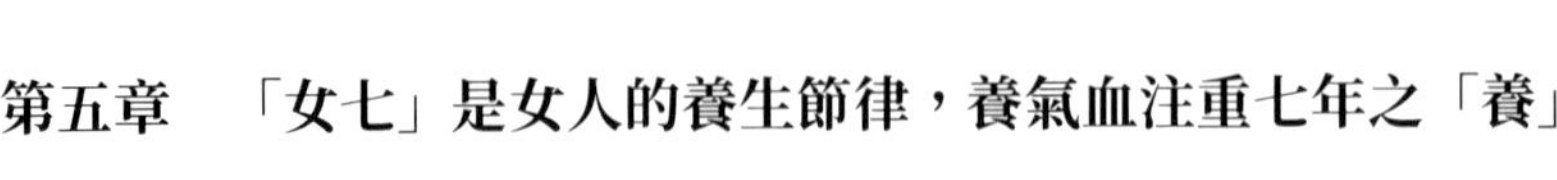

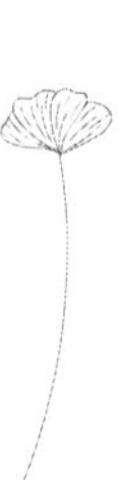

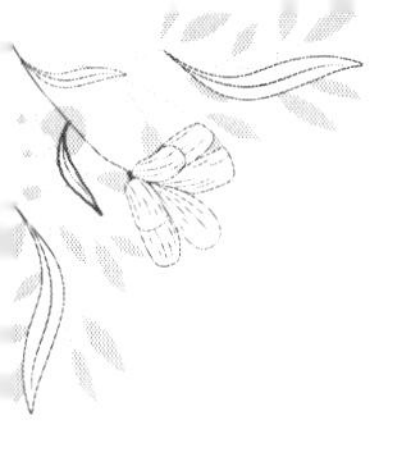

第六章 孕育易虧氣血，做好必要的養護做健康女人

俗話說「一個孩子三桶血」，孩子在母親的腹中是完全依靠母親的血液餵養大的，整個孕期就是一個耗血失陰的過程。健康的生命離不開血液的不斷循環運轉。肝臟得到血液營養，眼睛才能看到東西（肝開竅於目），足得到血液營養，才能正常行走；手掌得到血液營養，才能握物；手指得到血液營養，才能抓物……人體從臟腑到肢體各個組織都離不開血液的營養，血液是維持人體生命活動的基礎。

孕期的準媽媽，一個人的血液同時要供應兩個人，所以任務相當繁重。備孕期間，女人要調理好自己的月經，調理好腎，養好脾胃，才能生出胖娃娃。懷孕後，準媽媽們要多吃益氣養血的食物，補氣養胎；要多運動，別懶得跟貓似的，像孕婦瑜伽之類的健康運動就很不錯。生完孩子後，媽媽們要做好月子，養好氣血，後半輩子才會幸福。

調理好氣血，才能生出胖娃娃

說到懷孕，有一件事情至今令我一直耿耿於懷。

二十多年前，我和我的好姐妹郁芬同一年結婚，結婚沒多久後，我們幾乎是同時懷孕。但是心高氣傲的郁芬並不打算要孩子，想多打拼個幾年，等有了根基再生也不遲。而我的想法和她恰恰相反。在那個年代，如果想要打掉孩子，是一件非常大的事情。郁芬為了不驚動周圍的人，自己一個人偷偷去一家無證診所拿掉了孩子。回來時，她還故裝輕鬆。

可是，很多年過去了，直到我的孩子上大學了，她的肚子還是沒有動靜。經過我的一再追問，她才說出緣由，多年前的手術傷到了她的子宮，這輩子是沒有機會再做媽媽了。

這是一個懷不上孩子的特例。

不過，現在也有很多年輕的女性朋友來向我諮詢懷孕這件事，很多人結婚好幾年一直沒有採取避孕措施，但就是懷不上孩子。每當這個時候，我都會告訴她們，在打算懷孕之前，一定要調理好氣血。《景嶽全書》說：「求子者必先求母，……倘欲為子嗣之謀，而不先謀基址，計非得也。」意思是說，孩子要在母體裡生長發育，母體的健康狀態就直接影響到胎兒的健康。如果母體本身氣血就不足，那孩子的發育受消極影響是毋庸置疑的。

前段時間，我的同事老是催著她媳婦懷孕，但媳婦想多自由幾年，每天都夜生活很豐富，很晚才回家，後來實在拗不過婆婆，只好答應婆婆準備懷孕。心急的同事等了大半年都沒等到好消息，就著急的問我。我說，這女人要懷孕啊，需要各種條件充分，就像一粒埋在泥土中的種子一樣，首先得需要土壤肥沃，水分、光照、溫度適宜，才會生根發芽。

我這麼一說，同事好像想起什麼了，她問我，那像我媳婦那樣整天穿低腰褲、露臍裝，或是超短褲，會不會影響到懷孕呢？

我說當然會的。中醫有宮寒不孕的說法。子宮就像是胎兒的暖房，如果子宮內冰冷，那麼胎兒就無法生長。為了防止宮寒，女人應該特別注意小腹的溫暖。尤其是在空調下工作的女人，還有那些經常坐著不動的女人，更應該注意腹部和下半身的保暖。

中醫注重暖宮的本質還是為了暖氣血，因為中醫認為受孕的機理依賴於腎氣，真陰充足，氣血和順，脈絡通暢。由於人體五臟在病理上相互影響，屬於相生相剋的關係，例如肝鬱氣滯會導致脾虛，一個臟器有問題，會導致其他的臟器也有問題。所以，在孕前準備上，中醫講究的是全身性的調理。

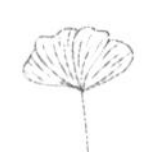

首先要調理腎。中醫認為，腎氣旺盛，精血充沛，陰陽和洽，任通沖盛，月經按期而潮，這些條件具備才能受孕。如果腎虛，氣血不足，女人就不易受孕，即使受孕也比較容易流產，因為「腎主生殖」，腎之陰陽是受孕的基礎。所以，在決定懷孕之前，應該自檢一下有無腎虛的症狀。具體調理方法，在前面的章節裡已經聊過了。

其次，要調理月經。月經對於女人受孕的作用的意義非常重大。如果女人經血不暢，氣血淤結，那麼子宮內乾澀無血，就不能順利成胎。可以說，月經不調是現代女人的通病，出現痛經、經期提前或經期推後、排卵期出血、月經血塊多、經血量過多或過少等症狀。如果月經沒有調理好，那麼生出的孩子會或多或少出現一些健康問題。

比如說月經提前、血量比較大，中醫證屬氣虛型，孩子很可能免疫力低下、易感冒；月經錯後、量小，中醫證屬血虛型，孩子一般是兒童多動症、注意力不集中；月經忽前忽後、量正常，中醫證屬脾虛型，孩子容易偏食、厭食；月經忽前忽後、量也不正常，如果是痛經，那麼孩子九歲之前會尿床，生出來是女孩的話，長大一定也會痛經，男孩則有很大機率易得小兒疝氣，易患不孕不育。鑒於每個人的情況都不一樣，調養方法也不一樣，大家最好請當地的醫生對症下藥。

最後，還要養好脾胃。脾胃是氣血的原料採集站，脾胃失調虛弱了，會導致人體氣血虛弱。而對於孕前女人來說，脾胃的調理尤其重要，因為只有大人的營養跟得上，孩子的體質才會好。

孕前的食物種類要多而全面，高蛋白、低脂肪的食物最好，但是切記不吃或者少吃刺激性食物，多吃魚蝦、山藥，有補腎、調先天精氣的作用，可增加受孕機率，不可暴飲暴食，加重脾胃負擔。夫妻雙方在計劃懷孕前至少半年內務必戒菸、戒酒。日常生活中，把健康飲食放在首位，多吃畜禽血、韭菜、海魚、豆芽等食品，幫助排除體內毒素。

當然，還有最重要的一點是，不要錯過最佳生育年齡。女人的最佳生育年齡是二十五歲左右，最好別超過二十八歲。這一個時期女性全身發育完全成熟，卵子的品質高，若懷胎生育，女性併發症少，分娩危險小，胎兒生長發育好，早產、畸形兒和癡呆兒的發生率最低。

從受孕季節上來說，五到七月是受孕的最佳時間。準媽媽在五到七月懷孕，到來年的三到五月生育，這樣孩子出生正好跨過嚴寒，又避開酷暑，嬰兒的護理相對比較容易。準媽媽選擇在五到七月受孕，此時正值春夏交替，各種水果、蔬菜比較充足，將有利於預防各種疾病的發生。

多吃益氣食物，補氣安胎，母子平安

益氣食品，首推山藥和紅棗，另外還有菠菜、胡蘿蔔、芝麻、銀耳等都是益氣食品。孕婦懷孕後，要營養均衡，多吃益氣食物，補氣安胎，才能母子平安。

女人懷孕是一件非常重大的事情，不管是起居飲食，還是生病醫療都必須非常小心。我的侄女在生孩子之前，一直在廣告公司做策劃，每天對著資料、文案，和電腦打交道的時間當然少不了，她的運動的時間也非常少。每天除了上班、下班，就是睡覺。

懷上孩子大概五十多天的時候，她發現有點見紅，便去醫院檢查。醫生給她開了點保安胎藥，然後囑咐她一定要向公司請假，躺在床上靜養。

回到家後，她真的像一個病人一樣，躺在床上，飯來張口，衣來伸手，全程都由老公伺候著。不巧的是，她剛剛休養沒幾天，她老公家裡出了點事情，要回老家一趟，只好打電話向我求援。

得知她的情況後，我二話不說入住她家了，當起了專業的「臨時保姆」。孕婦懷孕，氣血最虛，所以保養的第一要務就是補氣血。當然，這一個「補」字，學問可大了，不是所有的山珍海味都適合孕婦。因為孕期氣血本來就虛，而噁心、嘔吐也會導致她的脾胃不和，容易傷血。血屬陰，陰陽之間，陰虛則陽亢火旺，所以在補的時候也要注意滋陰、養血。

益氣食品，首推山藥和紅棗。山藥，性平，補而不滯，不熱不燥，能補脾氣而益胃陰。紅棗對女人的益處就更多了，前面已經介紹過了。另外還有很多益氣食物，比如菠菜、胡蘿蔔、芝麻、銀耳、豆類製品、蝦、雞蛋、瘦肉都不錯。

早上，我一般都為她用糯米熬山藥粥，再放少許中藥，續斷二十五克、杜仲二十五克、菟絲子二十五克（用布包好）、桑寄生二十五克，以水煮去渣取汁，後下糯米及搗碎的山藥共煮為粥，這個粥適合準媽媽空腹吃。孕婦如果有耳鳴、腰膝痠軟、食慾差、大便稀軟、夜尿次數頻繁、孕後黑眼圈加重等症狀，食療上以健脾補腎為主，這款糯米山藥粥是最適宜的。很多準備懷孕的女人們也可以吃這款粥。

吃上兩、三天後，我又給侄女換了另一種口味的益氣補血粥——蔘耆粥。作法是先將生黃耆三十克、黨蔘十克、黃精十五克，先用水煎煮後去渣取汁，後下糯米煮粥。孕婦臉色蒼白或偏黃，有頭暈、動則心悸等症狀，食療要以益氣養血兼健脾為主，就可以食用蔘耆粥。同樣，這款粥也比較適合在孕前食用。

吃的最多的還是蓮子阿膠粥。主要材料有蓮子三十克，阿膠十克，糯米一百克，首先要將蓮子放入碗中，用沸水浸泡片刻，去蓮心後待用，同時將阿膠砸碎，研成細末（或者去藥店讓藥房的人用工具研成粉末），放入蓮子碗中，拌和均勻，隔水蒸熟後待

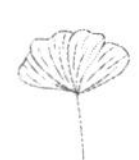

用。然後把糯米加水煮沸，調入蒸熟的蓮子阿膠拌勻，按常法製成糯米粥。這款粥可以早上當早餐吃，也可以當下午茶吃，主要功效是益氣健脾，止血安胎，適用於氣血兩虛型先兆流產。

阿膠性平，入肺、肝、腎經，有滋陰補血、安胎的功效，可治血虛、虛勞咳嗽、吐血、出血、便血、婦女月經不調、非經期陰道出血、胎漏等症。關於阿膠的補血安胎的功效，最有名的案例就是慈禧太后。咸豐皇帝與她春風一度之後，雖然有喜，但卻胎漏出血，時作時止，隨時有流產的危險。後來有個人叫陳宗嬀，略懂醫術，上書建議慈禧服用東阿阿膠，果然藥到病除，血止痊癒。後來產下的龍種就是同治皇帝。中醫的勸世格言中說得好「男子以補氣為先，女子以養血為本」。而《本草綱目》也記載道，阿膠可治療「女子下血，安胎……女子血痛，血枯，經水不調，無子，崩中帶下，胎前產後諸疾」。

蓮子可以厚腸胃，補精止，治白帶。中醫認為蓮子能使人收斂強壯，補中安心止瀉。這個道理西醫也認同，他們化驗後發現，蓮子含有蓮子堿，有平靜性慾的功能，與中醫的補中安心，有異曲同工之妙。至於「厚腸胃」，說的是蓮子有收斂作用，可以補脾胃之虛弱。《紅樓夢》中，寶玉臥病在床，王夫人殷勤地問道：「你想吃什麼？」寶玉笑答：「那一回做的小蓮蓬兒的羹很好。」寶玉所說的小蓮蓬兒，就是蓮子。

蓮子阿膠粥也不是我自己發明的，它出自宋代的《聖濟總錄》中。《聖濟總錄》相當於現在的家庭保健手冊，流傳甚廣。有些老一輩的人懂得用阿膠蓮子粥進補孕婦，理由是阿膠蓮子粥能健脾安胎，益氣養神。

就這麼天天變換花樣著吃了十幾天後，侄女的老公從老家返回，發現他老婆的氣色大有改觀，開心極了，連忙問我用的是什麼祕方？

我說，這也算不上祕方，只不過是將我平時所研究的，加以靈活運用罷了。臨走時，我給他寫了一份有補氣、養血、安胎功效的菜譜——黨蔘寄生雞湯。把半隻雞洗淨，切塊，然後和黨蔘、桑寄生、紅棗一起放入砂鍋內，加清水適量，武火煮沸後，改用文火煲三小時，就可以吃了。這款藥膳適合孕中期吃。不過，在吃之前，要根據自己的情況請教醫生，聽從醫囑而食用。

除了這些益氣食物外，平時孕婦也要注意營養均衡，千萬別挑食。妳要記住的是，妳現在所吃的供應的不只是妳一個人，還有妳肚子裡的寶寶。只有營養全面，妳才能生出一個健康的胖娃娃。

果然，去年臘月，侄女順利生下一個健康的女娃娃，全家人都非常高興。

練習孕婦瑜伽，有益身心助孕育

孕婦瑜伽，可以改善血液循環，緩解身體不適，令呼吸順暢，身心放鬆，增強身體平衡感，控制腹部肌肉力量，縮短產程。更重要的是可以讓寶寶更加靈活敏銳，健康成長。

話說我的侄女懷孕後，有空的話，我就會陪她去孕婦課堂學習育嬰知識，每週會有一、兩次的孕婦瑜伽課。

這天，我剛好陪侄女去上瑜伽課。在路上，碰到了一個老太太，是樓下的鄰居。老人家問我們去哪裡？侄女說，去上課。老人家說，妳挺個大肚子上什麼課呀？侄女笑了笑說，是上瑜伽課，一種鍛鍊身體的運動。老太太大概聽明白了，然後邊走邊說，現在的年輕人真講究。像我懷孕那時候，下午生孩子，上午還在田地裡做事，忙前忙後跑幾個來回，回來沒兩小時就生了。

侄女有涵養的笑了笑，也沒有接下文，就走開了。

現在的準媽媽們的生活條件好了，不用像以前那樣下地種田了，但是長期在家裡待著，也不利於身體健康，多出去走動，和準媽媽們之間相互交流是有益的。在前文，我提過一個準媽媽在孕期裡做大夜班的工作，睡眠不規律，結果她生下來的孩子睡眠也很不規律，進而導致孩子生長緩慢。

曾經，我還接觸過一個孕婦，懷孕期間她的娛樂活動就是玩撲克牌，牌友們都調侃她，小心給孩子當成胎教了。結果，孩子一歲多的時候，竟然對撲克牌特別感興趣，玩起牌來有模有樣，完全是媽媽的翻版。這下該輪到她媽媽傻眼了。

妳看，在孕期裡，準媽媽們的情緒波動、生活嗜好，都有可能影響到肚裡的孩子。與其做一些毫無意義、打發時間的事情，還不如來學習孕婦瑜伽，既利於母親的健康，又利於寶寶的成長。

對於孕婦來說，瑜伽是一項非常好的運動，但一定要記住要在專業老師的指導下練習。

一、透過瑜伽的修煉，可以改善體內的血液循環，加強肌肉的力量和彈性，增強髖部、脊椎和腹部肌肉力量來支撐子宮裡寶寶的重量，緩解腰痠、背痛，強化關節及肌肉，預防骨骼耗損和肌肉勞累。

二、透過練習瑜伽，妳可以懂得正確的呼吸技巧和放鬆方法，從而使妳的心臟和肺部肌肉處於良好狀態，為順產和產後的身體恢復打下基礎。

三、在練習中，學會放鬆或控制了妳腹部的肌肉，擴張了妳的骨盆和子宮收縮。這對於緩解或減少生產過程中的痛楚和不適大有幫助，讓妳享受到縮短產程

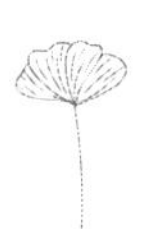

的幸福。

四、孕期的自信對妳維持心態的平和是非常重要的，懷孕期間的瑜伽練習可以幫助妳建立自信。妳會感覺自己接近生產，對於順產和產後的身材恢復，妳充滿了期待，同時透過瑜伽有規律的鍛鍊，能讓妳減輕很多產後的疼痛感和疲勞感。

五、孕婦瑜伽呼吸法令妳放鬆緊張的情緒，提高注意力，使妳更加了解自己的身體及胎兒發育狀況，平緩了產前的焦慮、緊張和恐懼，分娩時妳會更加順利和安全。

六、練習了一段時間之後，妳發現妳的整個肌肉組織柔韌度和靈活度大大提高了，走路平穩了，即使肚子一天天變大變沉重，妳也會感覺到身體有一股平衡的力量在支撐著。不必再為走路重心不穩而擔心發生意外。

七、在練習瑜伽的過程中，刺激控制荷爾蒙分泌的腺體，增加和加速血液循環，於是，妳能夠很好的控制呼吸，胸悶和氣短都有所改善。

八、練習瑜伽讓妳的睡眠更香了，失眠沒有了，以前怎麼躺都彆扭的情形不存在了，妳發現妳變得很容易入睡，並常一覺睡到天亮。

九、練習瑜伽的同時，能夠給予胎兒適當而溫和的刺激和按摩，增加了胎兒對外界的反應，胎兒可以變得更加靈活敏銳、健康成長。

妳看，這樣一項健康的運動，當然值得有條件、有時間的準媽媽們練習。一般來說，懷孕前一直有練瑜伽的女性，懷孕期間均可繼續練習，直至分娩之前一個星期可以休息下來，改為練習簡單的動作及瑜伽呼吸法。至於從未練過瑜伽的孕婦，最好在懷孕三個月後才開始上孕婦瑜伽班，往後亦可維持練習至分娩。

練習瑜伽，宜在空腹時或飯後兩小時練習。先小便排空膀胱，穿著透氣吸汗的運動衣服，防止因弄溼身體而著涼。選擇溫度適中的環境練習（室溫約二十二到二十三度），保持空氣流通。

練習時，精神要集中，動作緩慢柔和，配合均勻緩慢的呼吸。如果覺得疲倦就應慢慢停下來休息，不要勉強。避免高難度的動作，以個人及胎兒的安全為先。建議孕婦持之以恆，每日練習三十到六十分鐘。以循序漸進由少至多、量力而為的方式持續進行。如身體患有特別毛病，如關節及骨骼問題，宜先請教醫生的意見。

具體來說，適合孕婦練習的瑜伽姿勢，有五個姿勢。

一、山式，雙腳併攏站立，伸展所有腳趾，膝蓋繃直，向後用力，脊椎向上伸展，放下肩膀，頸部挺直，目視前方，雙手互扣，向上盡量伸展雙臂，拉伸身體，保持一、兩分鐘。找到腳趾腳跟和身體中心線的平衡點，使身體受力均勻，改善體態增強活力，更可調整脊椎的不適，使臀部上提，胸部開闊，雙肩放

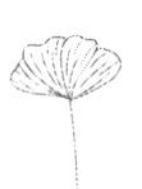

鬆，是很好的改善疲勞的姿勢，孕期保持練習，產後腰部、腳跟的不適會大大緩解。

二、肩倒立式，仰臥，彎曲雙腿提起臀部向上伸展雙腿，雙手支撐軀幹推動向上，下巴收向鎖骨，後腦勺、雙肩和上臂著地，盡可能向上伸展雙腿，保持二分鐘，如果自己不能完成，可試著把腳搭在牆上。此姿勢有助於脖子附近的甲狀腺和副甲狀腺，重力的變化使內臟活動自如，改善失眠、便祕、神經衰弱、情緒不穩定的情況，緩解下肢的疲勞感，放鬆腰部，更可改善子宮異位的情況，使身體恢復活力。

三、束角式，坐姿，雙腿彎曲，雙腳腳心相對，靠近大腿根，膝蓋下沉，挺直脊椎，雙眼注視前方或內視鼻尖，保持穩定呼吸。呼氣，身體向前彎曲，盡量放低身體靠近地面，保持三十到六十秒吸氣，然後還原身體，放鬆雙腿，重複二到三遍。這個姿勢可以供給骨盆、腹部、背部足夠的新鮮血液，使腎臟、膀胱保持健康，促進卵巢功能正常。懷孕時每天做幾次，可以減少分娩時的痛苦，還能夠避免靜脈曲張。

四、坐角式，坐在地面上，雙腿盡量向兩邊打開並伸直，膝蓋向下用力，腳趾向上用力保持脊椎挺直，擴展肋骨，橫膈膜向上拉伸，雙手放在地面上，深且長的呼吸呼氣，身體盡量向前向下彎曲到極限，向下看，保持腰背下沉，正常呼吸保持三十到六十秒，然後還原到開始姿勢，放鬆雙腿。重複二到三遍。此姿勢伸展腿部韌帶，促進骨盆區域的血液循環，緩解坐骨神經痛，對女性很有益處。

五、下犬式，雙膝垂直跪在地面上，雙臂也垂直扶地，呼氣，身體從地面抬起，雙臂雙腿伸直，眼睛向下看，尾骨向上用力，腋下盡量伸展，腳趾朝向正前方，腳跟向後踩保持一到兩分鐘後，趴下休息，重複二到三次。這個姿勢可快速消除疲乏恢復精力，緩解腳跟的僵硬和疼痛，還可以改善肩部的不適和僵硬，緩和心率，將大量新鮮血液輸送到軀幹和頭部，恢復腦細胞和活力。

不過，話又說回來，孕婦瑜珈雖說是對分娩非常有好處的胎教活動，但要注意做動作時可以完成就完成，不能完成就不要勉強。最好在有執照的瑜伽老師的指導下進行，避免壓迫腹部、倒立等危險的動作，動作盡量輕柔，保護好自己和小寶寶。

會坐月子的女人才幸福

幾年前，我去日本旅遊，買的是火車臥鋪票，計劃上車就睡一覺。上車後，對面坐了一個約三十歲的女孩，抱著一個一歲左右的孩子，上鋪是孩子的爸爸。

大概這孩子是第一次出遠門，不太適應這搖晃的火車，一直哭鬧不停。這媽媽怎麼哄都哄不住，給他餵奶粉也不吃，給他玩具也不要。後來，女人大概是被孩子鬧得很心煩，就對上鋪的爸爸大聲喊道：「你也下來抱抱孩子，我一個人抱不動。」

上鋪的爸爸說，「妳都哄不住，我是更沒希望了。」

孩子的媽媽聽了這話很生氣，聲音又大了一個音調，「你都沒試過，怎麼知道哄不住？我的手都快抱斷了。」

上鋪的爸爸聲音也大了一些，「妳的手就算真的斷了，我也幫不上忙。這孩子就要妳抱。」

孩子的媽媽一聽這話，氣得肺都要炸了，「你這個沒良心的，我的手怎麼變成這樣的，妳又不是不知道？月子還沒做完，我就得抱孩子，洗洗涮涮。你媽媽也不來幫我，你這個當爸的也不知道心疼我，除了上班就是睡覺，抱個孩子都不會。想想我都生氣。」說完，她就嗚嗚嗚的哭起來了。

我不知道她們家到底發生什麼事情了，做老公的可以對妻子不管不問，也許是家庭條件有限，也許是真的不懂方法。

女人一生之中，有三個攸關一輩子健康的關鍵時期，分別是「青春期」、「產後月子期」、「更年期」，其中又以產後月子期最為關鍵。因為產後婦女氣血俱虛，此時調理得好可以祛除一些頑疾痼疾，為今後的身體打下一個扎實的健康基礎。如果調理不當，不僅會長期與腰痠背痛、腿部不適、月經不調、情志異常、面部色斑、體型肥胖等相伴，更嚴重的是誘發乳腺增生、子宮肌瘤，甚至腫瘤等惡性病變，威脅到日後的健康。

身為女人，我特別關注這方面的事情。經常有很多年輕的媽媽向我訴苦，要不是抱孩子抱得太多，導致自己的手、肩膀特別痛，或是坐著餵奶姿勢不當，導致腰痛，還有產後起床姿勢不對，經常是老公拉著雙手起床，導致手臂痠痛，或是吹了太多電風扇，落下頭痛的毛病。

生孩子，過去叫「過鬼門關」。分娩過程中，產婦的筋骨腠理大開，同時伴隨著疼痛、創傷、失血，使體能快速下降，稍有不慎，風寒侵入體內，就會導致月子病。女性的月經週期是二十八天，是女人氣血運行的一個週期，產後的調養至少需要二十八天左右的時間，所以把產後期間的調養形象的稱之為「坐月子」。

得了月子病，怎麼辦呢？過去的老人總說，月子病月子治。沒辦法的話，得再生一個，再好好的坐一個月就調過來了。但如今的家庭都是獨生子女，這種機會相對較少，所以我們一定要以預防為主，認真把月子坐好。

坐月子最忌諱寒涼之物。坐月子就像剛剛上場打仗的部隊一樣，一邊要休息整頓，修復創傷，一邊還要嚴正以待，迎接新的任務（哺乳孩子），這個時候如果有敵人入侵

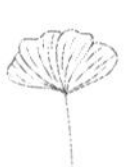

（寒涼之物），就等於雪上加霜。因此，坐月子要食用溫補性的食物。溫補可以把身體內的陽氣升發起來，同時清理體內垃圾。如果寒涼的東西侵入人體，寒凝氣滯，這些垃圾就出不來，淤積在卵巢和子宮裡形成血塊，長久以後導致很嚴重的婦科病。

無論是順產還是剖腹產，產婦都會失血陰虧，身體虛弱。老一輩的人都知道，生完小孩後，先不讓產婦去吃補品，而是熬一點小米粥，裡面加一點紅糖，喝它就可以了。小米健脾養胃，補充後天生化機能；紅糖色赤入心養肝，能迅速補充身體氣血。這是從古至今我們的先人一直沿用的產後補法，是一種大智慧。

很多女人生完孩子後，發現自己太胖，就拼命的節食減肥。這一點萬萬不可。一個剛上完戰場的部隊，回來後補給不及時，反而削減開支，那麼妳還能期待這支部隊有多少精力應對接下來的戰爭呢？

胖，無非是體內水分太多，想要排出多餘的水分、毒素以及惡露，產後第一週每天喝生化湯，吃麻油炒豬肝，渴了就喝煮開的米酒，少喝水，少鹽，不放醋和醬油。這樣一週後，體內多餘的水分基本上就都排得差不多了，剖腹產第二週接著喝生化湯，順產的可以吃炒腰子。為什麼強調一定要多吃炒腰子，古話講「吃什麼補什麼」，多吃炒腰子有壯腰身的功效。很多女人產後老是說自己腰痛，如果碰到我，我就會問，妳坐月子時吃炒腰子了嗎？

生化湯是什麼呢？生化湯，又稱為「產後第一湯」，出自清代著名醫家傅山的《傅青主女科》。婦女產後多虛多瘀，生化湯中當歸補血活血，川芎活血行氣，桃仁活血祛瘀，炮薑溫經止血，甘草補脾益氣，緩和藥性。諸藥合用，治療產後血虛、寒邪乘虛而入、寒凝血瘀，留阻胞宮至惡露不行，小腹冷痛。此方以溫經散寒、養血化瘀為主，使新血生、瘀血化，生生化化，去瘀生新，故名生化湯。生化湯由當歸四十克，川芎三十克，桃仁三克，蜜甘草三克，炮薑三克組成，用水煎服，喝完以後對恢復體力、排出惡露很有幫助。現在藥店裡基本可以買到整包配好的生化湯，而且不貴，效果非常好。我建議每一個準備生孩子的女性朋友都要備上幾包生化湯，到時候能派上大用場。

兩週過後，身體多餘水分排空後，可以喝點雞湯。在過去，不論農村、城市，生完小孩後都會先燉點雞湯補補身子，補充失去的體液，因為雞湯酸性入肝，肝藏血，肝為女子的先天之本，女人補身子要先補肝。熬雞湯時，可以放一些黃芪、黨蔘、桂圓等有溫補功效的藥物。

產婦坐月子期間以及整個哺乳期，應當盡量不吃或者少吃辛辣溫燥之物，如辣椒、大蒜、韭菜等。這些食物可使產婦上火、口舌生瘡、便祕或痔瘡發作，而且母體內熱也會透過乳汁的影響使嬰兒內熱加重。

說完吃的，再聊聊生活上。過去，只要誰家生孩子了，長輩都會叮囑年輕人，不要在月子裡洗頭，也不要洗澡，以防止著涼。其實不是這樣的。是因為過去的生活居住條件不好，坐月子當然要講究，要小心。現在的居住條件和環境跟過去相比，都有了大大的改善和提高，屋子裡的密封條件很好。既然有熱水、有很好的不透風條件，就應該洗個澡，洗完澡以後把頭髮吹乾，該刷牙的刷牙，該洗腳的洗腳，衛生還是最重要的。

試想一下，一個正常人一個月之內不洗澡、不洗頭會是怎樣一番邋遢情況，更何況是一個每天出虛汗，懷裡還抱著一個嗷嗷待哺孩子的產婦。但仍然要避風避寒，尤其夏天不能吹空調，避開了風寒對人身體的侵入，子宮肌瘤和卵巢囊腫這兩種跟寒邪有關的婦科病就不會發生了。

總之，坐月子——這個決定女人下半輩子是否健康的關鍵時期，一定要注意保護好自己。我經常跟人說，會坐月子的女人，下半輩子才會更加幸福。

氣血雙補，新手媽媽奶水足

《胎產心法》雲：「產婦衝任血旺、脾胃氣旺則乳足」。薛立齋云：「血者，水穀之清氣也，和調五臟，酒陳六腑，在男子則化為精，在婦人上為乳汁，下為血海」，說明產婦的乳汁是否充足與脾胃血氣強健有密切關係。

侄女生孩子那時候，我也常去醫院「探班」，協助她盡快恢復體力給孩子餵奶。

同一個的病房裡有一個年輕媽媽也剛生完孩子，比我們還早兩天。也許人家的家境比較不錯，一位穿金戴銀的中年婦女看樣子像年輕媽媽的母親，請了一個保姆伺候她女兒，自己就在邊上指揮。她女兒是剖腹產，一邊要恢復體力下床，一邊還要照顧自己的孩子，有時候姿勢不對，孩子就吃不到奶，有時候自己拼命調整姿勢，但自己的傷口又痛得厲害。中年婦女看見女兒這樣，就堅持不讓女兒餵奶，她財大氣粗的說「現在的奶粉營養配方都有計算過，吃奶粉也是一樣的，又沒有什麼奶水，大人還受罪。別吃了！」

當然，超市貨架上的奶粉琳琅滿目，但是再好的奶粉也比不過媽媽的母乳。產婦頭幾天所產生的奶水叫初乳，初乳裡所含的蛋白質含量遠遠高出常乳，特別是乳清蛋白質含量高。初乳內含有比正常奶汁多五倍的蛋白質，尤其是其中含有比常乳更豐富的免疫球蛋白、乳鐵蛋白、生長因子、巨噬細胞、嗜中性白血球和淋巴細胞。這些物質都有防止感染和增強免疫的功能。這樣高品質的奶水，就是花再多的錢也買不到。

產後乳汁少，或者完全沒有乳汁，有多方面的原因。我們社區有一個媽媽剛生完孩子一個月，就開始上班了。早上，她匆匆給孩子餵了一頓奶後，就急匆匆的上班去了。等到下午下班回家後，她才能再給孩子餵奶。白天，在公司裡，由於沒有條件擠奶，大概兩個多月後，她的奶水就自動回縮了。她的女兒再也吃不到媽媽的奶了，只能長期吃

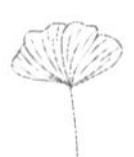

奶粉。也就是從兩個多月後，孩子的體質逐漸變差，隔三差五的感冒。

當然，這只是客觀原因導致的產後少乳。如果媽媽長期和孩子待在一起，哺乳的次數也足夠多，但媽媽的奶水還是很少，就要考慮是不是有別的原因了。一般來說，乳汁過少可能是由乳腺發育較差，產後出血過多或情緒欠佳等因素引起，感染、腹瀉、便溏等也可使乳汁缺少，或因乳汁不能暢流所致。西醫對此沒有太多辦法。

而中醫認為，乳汁來源於臟腑、血氣、衝任，《胎產心法》云：「產婦衝任血旺、脾胃氣旺則乳足」。薛立齋云：「血者，水穀之清氣也，和調五臟，酒陳六腑，在男子則化為精；在婦人上為乳汁，下為血海」，說明產婦的乳汁是否充足與脾胃血氣強健有密切關係。乳汁由氣血化生，賴肝氣疏通與調節，所以缺乳多是因為氣血虛弱、肝鬱氣滯所致，也有因痰氣壅滯導致乳汁不行者。產後缺乳，分為虛和實兩種情況。虛者多為氣血虛弱導致自然泌乳少或者無法泌乳，一般以乳房柔軟而無脹痛為辨證要點。實者則因肝氣鬱結，肝主藏血，對血液的分布起主導作用，如果肝鬱氣滯自然使乳汁分泌出現異常或者致使乳汁運行受阻。因此，補助氣血和疏肝理氣是治療產後缺乳的兩個辦法。

俗話說「養生食為先」，透過食物補益氣血十分重要，而且安全、高效。氣血虛弱型缺乳者，可以多進食補氣補血、通乳的食物，比如烏骨雞湯、海帶湯、鯽魚湯、排骨湯，肉湯和菜湯，也可以促進乳汁分泌。肝鬱氣滯型缺乳者，適宜多吃疏肝理氣的食物，比如黃花菜、莧菜、茭白、萵苣、豆腐、蘿蔔葉等，這些菜都有催乳的作用。

對於氣血虛弱型的產婦，我給大家推薦一個中藥方劑，叫玉露飲。組方：人蔘三克，茯苓十克，甘草三克，芍藥六克，川芎三克，當歸六克，枳殼六克，桔梗四點五克，用水煎服，每日一劑，日服二次。這個方藥主要補氣活血，通絡下乳。

食譜方面，我給大家推薦一款烏魚通草湯。烏魚一條，殺後去鱗、內臟並洗淨，通草三克，加蔥、鹽、黃酒、水適量，一起燉熟即可。這道湯的功效是清熱利溼，疏通乳腺，促進乳汁分泌，且烏魚富含優質蛋白質，有促進傷口癒合的作用。剖腹產的產婦尤其適合。烏魚吃膩後，可以改用豬蹄。豬蹄含豐富的蛋白質、脂肪，有較強的活血、補血作用，而通草有利水、通乳汁的功能，兩者合用，通乳、活血、強身。

另外，我還給大家推薦一套疏肝理氣的經絡按摩方法。找到膻中穴、乳根穴、中府穴、合谷穴、少澤穴、足三里穴、肺俞穴、肝俞穴、胃俞穴、腎俞穴等穴位。以乳房周圍推拿按摩為主，頸、肩、背、腰為輔，並配合四肢遠端取穴。剖腹產產婦不適宜推拿按摩，腹部穴位改用其他穴位代替，每次推拿按摩四十到五十分鐘，其中乳腺周圍推拿按摩二十到二十五分鐘，手法要輕柔和緩，乳房周圍處的乳核可少許加力道揉散以疏通乳絡。很多產婦在月子期中由於缺乳，會請專門的催乳師催乳，其實她們的手法和步驟和我上述所說的經絡按摩法相差無幾，自己學會了的話，就可以不用花錢無師自通。

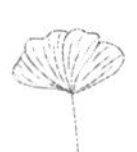

總體來說，產後缺乳在於「三分治療，七分調理」，正確、合理的注意生活、飲食、精神等方面的調理對於缺乳的防治非常重要。讓孩子多吸吮，多刺激乳房，乳汁也會分泌得很快。

還有一個祕訣就是，在懷孕中期，從五個月左右開始，每天用橄欖油按摩乳房，生完孩子後，不用請催乳師，乳汁自然分泌旺盛。

產後多喝「四物湯」，補血益氣更健康

幾年前，在一次同學聚會上，意外見到了我的高中密友，更意外的是她一個柔弱女子竟然在經營了一家國際展覽公司。這個身分，和當年那個低聲細語的她完全聯想不到一起。聚會上，我們各自留了電話號碼，方便以後聯絡。

今年剛過完年沒多久，突然接到她的電話，電話中她很著急的說，她的女兒剛生完孩子出院一個星期，感覺身體很虛弱、四肢無力。上次知道我是研究這方面的，就想問問我的意見，能不能給她女兒吃些人蔘、鹿茸補補身子。

我聽她這麼說，嚇了一大跳，愛女心切當然可以理解，但也要講究方法。女人生完孩子後，流失了大量的血液，並且因為用力生產造成體內氣機疏泄過度，致使體內氣血兩虧。這不但導致了產婦身體虛弱、四肢無力，同時，體內的營氣和衛氣也都脫離了

各自的勞動職位，於是身體的抵抗力就下降了。一旦有個風吹水冷之類的，就很容易生病。這時候，很多人都覺得應該大補，但是卻忘記了，既然是氣血兩虛，那麼脾胃也是最虛弱的時候，它們的吸收能力很差。俗話說「虛不受補」，說的就是這個意思。

如果這個時候急匆匆的吃大量的補品，往往會加重脾胃負擔，適得其反。剛生完孩子的產婦，體內的毒素還沒有清理乾淨，如果急於勁補，可能會將毒素淤積在體內，造成疾病的根源。

朋友聽我這麼說，就著急的問，那該怎麼辦？我那時候剛生完我女兒的時候，沒人幫忙帶孩子，自己早早的就開始工作，結果落得現在的腰還很痛。我可不希望我女兒像我這樣。

我告訴她，剛生完孩子的產婦，在補之前，一定要把體內的毒素清理乾淨，可用十到十五克的山楂煎水，再加些紅糖服用。這裡的山楂可以活血散瘀，紅糖可以益氣補血、緩中止痛、活血化瘀。幾天後，如果產婦的傷口沒有感染、感冒以及餘火未盡（口乾、嘴破等熱象），就可以進入中藥的「補身」階段。

於是，我給她推薦四物湯。四物湯最早見於宋朝醫典《太平惠民和劑局方》中，被中醫界稱為「婦科養血第一方」，具有補血、活血、行血三重功效。四物湯的成分主要為當歸、川芎、熟地黃、白芍四味藥材，各十五克，用水煎服。早晚空腹服用。這味湯裡

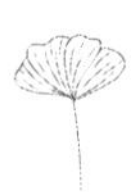

的白芍可柔肝養血，熟地黃可滋陰補血，川芎能行氣開鬱、活血止痛，當歸則可調經止痛。這四味藥不但可以滋補氣血，對於頭暈目眩、月經不調或閉經等女性疾病也有很好的治療效果。

很多產婦生完孩子後，由於缺乏心理準備，面對一個嗷嗷待哺的新生命，力不從心再加上自己又缺乏經驗，心情就會變得很憂鬱，進而演變成「產後綜合症」。這時，喝上幾劑四物湯，心情鬱悶的情況便會自然而然的化解開來。四物湯裡的川芎能行氣開鬱、活血止痛，氣血鬱結的情況沒有了，補血就很容易了。

更令人驚奇的是，這四味中藥經過加加減減，衍生出一系列「子方」、「孫方」。據不完全統計，四物湯的衍生方劑多達八百多個，真可謂是「子孫滿堂」，是名副其實的方劑中的「祖師爺」。四味中藥的比例不同，可以發揮不同的功效。如重用熟地、當歸，輕用川芎，則是一個補血良方；輕用當歸、川芎或完全不用時，可以幫助孕婦安胎；重用當歸、川芎，輕用白芍則能治療月經量少、血瘀型閉經等。如果再加入桃仁和紅花兩味中藥，就變成了養血活血的「桃花四物湯」，不但能調血補血，對改善面色蒼白、肌膚粗糙也有很好的效果。

過了幾天，朋友又打電話給我，說她女兒這兩天的氣色好了不少，四肢也有力了，但就是覺得我推薦的湯藥有點難喝，能不能加點別的東西進去，比如老母雞之類的，一起燉著吃，效果會不會也一樣呢？

我聽後心裡很高興，當然可以用老母雞燉四物湯，雞湯裡既有淡淡的中藥味，還有清香的雞肉味，入口也就不那麼難吃了。由此，我特別感嘆，這真是應了那句「有媽的孩子像塊寶」，雖然女兒都已經生了孩子，但是在媽眼裡，這個當了媽的女子永遠都是自己的孩子。血濃於水的親情永遠都割捨不了。

我身邊很多女性朋友，一旦臉色暗淡，就不惜花大錢買各種美白護膚品，實在遮擋不住，就想辦法依靠各種顏色的粉底遮瑕。殊不知，臉上的任何問題都是體內器官變化所發出的訊號。如果妳想讓妳的臉色像桃花一樣氣色紅潤，就一定要知道變成氣色紅潤的根本之道，而不是拼命往自己的臉上貼桃花。

因此，不光只是坐月子期間，女人想要自己的氣色好，最好養成從年輕時就服用四物湯的習慣。不過需在經期乾淨之後服用，因為經期不適合進補，也不宜服用任何藥物，不用多服，每次連服四到六天即可，不僅可減少痛經、腹脹等症狀，還可防止肌膚衰老，讓妳由內到外散發迷人氣息。

讀到這裡，很多人都會疑惑，前面妳推薦月子裡喝生化湯，這裡又說月子裡喝四物湯，到底該喝哪個呢？這個問題問得好，在這裡我聲明一下，生化湯主要是排除體內多餘的毒素、惡露和水分，只有產後前兩週喝效果最好。四物湯主在活血、行血和補血，

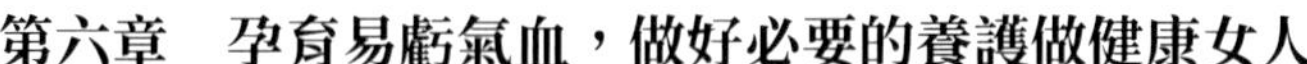

喝完生化湯後，再喝四物湯，補血的效果就更加好了。

更重要的是，不管妳是二十歲，還是三十歲，甚至是四十歲、五十歲，都可以喝四物湯。

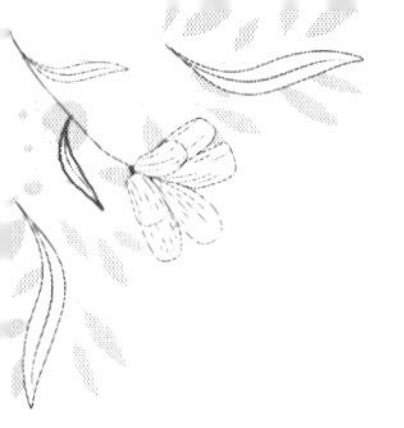

第七章

更年期更要養好氣血，走進人生的另一個春天

身為女人，到了五十歲左右就會不可避免的出現脾氣變急躁、皮膚變暗、身材走樣、頭髮花白等現象。很多人把這稱為「更年期綜合症」。

送走前半生的風風雨雨，迎來生命的新契機

我有一個好姐妹張瑀梅和我的感情特別好，我們是同年同月同日生，雖然各自從事的職業不同，家庭境遇也不同，但絲毫不影響我們之間的感情。她在一個紡織廠當一名普通的工人，老公也是紡織廠的技術工人，兒子也快二十歲了，一家人過得其樂融融。

有一天，她老公突然給我打來電話，說讓我去他家一趟，勸勸他老婆。他老婆這兩天正鬧著情緒呢！我心想，肯定是發生什麼大事了，要不然不會打電話讓我親自登門去勸。

我急匆匆的跑到他們家，發現張瑀梅坐在床上蓬頭垢面、目光游離、臉色很差，看她變成這樣我心疼得不得了，半年沒見，怎麼變成這樣了？她老公說，也不知道怎麼回事，這半年來張瑀梅脾氣變得很差，動不動就生氣，有時還會動手摔碗筷。年輕氣盛的兒子也接受不了媽媽這突如其來的變化，今天早上就大聲說了她一句「更年期真可怕」，就把張瑀梅氣到不行。她說「你小時候多麼調皮，多麼不懂事，我也從來沒有說過『你真可怕』之類的話。怎麼今天嫌棄我來了？」

我知道，今天早上的爭吵只不過是一個表面現象，肯定還有其他原因。我一邊給她梳洗打扮，一邊和她聊聊天。聊著聊著，她突然問我還有沒有月經，我說我的月經到目

前為止還是比較正常的。她說這半年來，她的月經一直斷斷續續的，有時候一兩個月沒來，一來的話量就特別多，弄得人感到很煩。

聽她這麼說，我就找到了問題的癥結。原來，張瑀梅正處於更年期。

在中醫學上，更年期綜合症被稱為「絕經前後諸證」或「臟躁」。主要原因是婦女在絕經前後，體內先天的腎氣開始逐漸衰竭，精血出現不足，造成了臟腑功能的失常。有些女性會出現內分泌紊亂、月經紊亂、面部潮紅、燥熱出汗、眩暈耳鳴、心悸失眠、煩躁易怒、浮腫乏力、腰膝痠軟等情況，並且精神上有可能出現情緒不穩定、易激動、憂鬱等現象。

張瑀梅說，「我們同歲的，為什麼妳沒有犯這種怪病，而我就有。」我說，不同的人，更年期開始的年齡不同，早的人四十歲就開始了，而晚的人有的六十歲才開始。有的人不知不覺就過去了，有的人在這個階段會鬧騰一、兩年的。

身為女人，誰不希望自己面色紅潤、氣質優雅的生活，但隨著年齡的增加，變老是一個不可迴避的話題。更年期的到來，意味著一個女人的卵巢功能走向衰退，更意味著這個女人正在加速老去，因此對於天生愛美、視青春美貌如生命的女人來說，這個過程是相當可怕和相當痛苦的。

更年期的種種不適主要是因為我們體內的卵巢在作祟。卵巢就像女人體內的一座

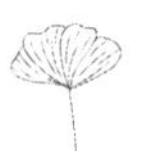

「小花園」。在妳小的時候就已成形，裡面藏著有許許多多的「種子」，隨著妳的長大，「種子」也慢慢長大。終於有一天她離開了生養她的「花園」，到了另一個地方——「輸卵管」裡，等候著精子的到來。這是卵巢的一個重要功能。卵巢的另一個功能是為合成並分泌性激素，如雌激素、孕激素、雄激素等二十多種激素和生長因子，控制著人體骨骼、免疫、生殖、神經等九大系統的四百多個部位，維持這些器官的青春和活力。隨著年齡的增加，卵巢功能就會衰退，進而表現出更年期綜合症。

聽我這麼一說，張瑀梅特別緊張，握著我的手問我，「那我該怎麼辦？是不是沒救了？」

我告訴她，每個女人到了五十歲左右都會不可避免的要面對這個問題，既然來了，那麼我們就心甘情願的接受這個現實，然後用自己的方式來進行「反擊」。

更年期的調理最重要的是調理氣血，讓身體重新煥發生機與活力。這就好像是一個原本能裝十升水的木桶，隨著歲月的吞噬，木質的破壞，逐漸開始有些地方漏水了，現在只能裝五升了。這個時候，單純透過加水來維持原本的容量，已經太費力了。最聰明的辦法是，在加水的同時，設法修補桶上漏水的地方。

張瑀梅說她時常頭暈目眩，手腳心發熱，口乾盜汗，並且還總是心煩易怒、情緒暴躁。我就推薦了她喝鮮枸杞汁，先幫桶加上水再說。每次喝一杯，隔三差五的喝。中醫認為，枸杞性平味甘，具有補精氣、堅筋骨、滋肝腎的功能，對於腎氣虧虛引起的更年期綜合症特別有效。

另外，我還推薦給她一道補血又行氣的粥——阿膠紅棗粥。張瑪梅說，受不了阿膠的味道，能不能吃點別的？我說那也行，用龍眼代替阿膠，再放五克的玫瑰花，配合粳稻一起煮成粥，早晚都可以喝。這樣煮出來的粥，顏色也好看，吃起來口感也很不錯，還氣血雙調，真是一道超級好的女人保養粥。

當然，除了吃滋補的食物外，還可以透過揉按穴位來調理氣血。當人體的血不足的時候，氣就沒有什麼東西可以依附，就會在臟腑之間亂竄，所以更年期前後的人情志變化很大。這時妳可以按揉以下幾個穴位：腎俞、三陰交、神門和足三里。如果是煩躁易怒者，加上太衝穴；精神疲乏者，加上關元穴；心悸失眠者，加上內關穴；頭暈耳鳴者，加上風池、聽會穴；五心煩熱者，加上太溪穴；莫名汗出者，加上合谷、復溜穴。

上面所提到的穴位中，多次出現合谷和太衝這兩個穴位。其實，這兩個穴位的總稱就是四關穴。合谷穴位於第一、二掌骨之間，也就是俗稱的「虎口」。太衝穴是足厥陰肝經的輸穴和原穴，位於足背第一、二蹠骨之間。合谷穴與太衝穴都是人體的重要保健穴位，合谷、太衝相搭配，一氣一血、一陽一陰、一升一降，相互為用，協同作用較強。平常沒事的時候，無論是坐公車，還是看電視，妳都可以「手到擒來」。

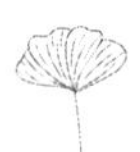

在更年期階段，最重要的是需要家人的理解和呵護。現在，在西方的一些國家，他們會專門針對更年期綜合症開設培訓課程，就像現在的孕嬰課、早教課一樣。當一個家庭的母親即將進入更年期，或者出現更年期症狀的時候，父親會把孩子們召集起來開會，商量著如何關心母親，讓母親順利度過這一時期的辦法。

曾經，我看到過這樣的一篇文章：一位婦女在她五十歲生日的那天，一個人悄悄的來到一個酒吧感時傷懷。這時候她的丈夫突然手捧玫瑰出現，眾目睽睽下親吻她的臉頰對她說：「結婚這麼多年來，我覺得妳今天是最美的。」剎那間，婦女容光煥發、精神抖擻，覺得未來的路並不是那麼可怕。其實那天這位婦人的面容憔悴、精神萎靡，但這一切都是因為有另一半的愛。

這麼一勸下來，張瑀梅的心情好了很多。她看了一眼一直坐在我們旁邊的她老公，雖然他一言未發，在四目相對的那一刻，我想她們一定找到了答案。

最後，我跟她說，妳看妳也快五十歲的人了，馬上就要退休了，不用再整天上班了。但妳也別閒著，參加一個中老年舞蹈班，活躍一下自己的肢體跟心情，不是很好嗎？再說，妳年輕的時候不是挺喜歡藝文方面的東西嗎？一個人，只有做自己喜歡做的事情，體現自己的價值的時候，才是最快樂的。

更年期，心病還須心藥醫

有時候，一個人沒事的時候，只是追劇看上幾眼，就開始哭得稀裡哇啦。有時候想一想，女人真是一種敏感的動物。

她可以因為你不肯說一句「我愛妳」，嘟著嘴巴氣得不行！

她可以因為你眼裡盯著足球而沒看她，生氣一天不理你！

也許妳永遠不知道她為什麼哭？為什麼嘟嘴？為什麼生氣？為什麼轉過身去不理人？其實，很多時候，說不清道不明、糾結在一起的感受，連女人自己也不清楚吧！只是想哭就哭，想笑就笑，任性是女人的權利，撒嬌是女人的專利。

然而，如果說二十歲、三十歲的女人撒嬌，你還能寬容，能呵護，那麼四十歲、五十歲的女人莫名其妙的哭，莫名其妙的生氣，估計你就沒有那份閒心了，心想：都老夫老妻了，還使那性子做什麼？

如果你這麼想，你就錯了。年輕的時候，撒撒嬌、使使小性子，無非是想得到你的重視，希望你能把她捧在手心。年紀大了，莫名流眼淚、莫名發火，那就不是單純的使性子了，也許她自己也控制不了，也許是你真的傷她的心了，也許她已經悄悄的進入更年期了，只是粗心的你還沒有發覺而已。

我曾接觸過這樣一位患者。她是一位五十多歲的女性，剛剛退休一年多，看穿著打扮感覺她應該頗為講究的。沒等我問她，她就說「最近不知道怎麼了，走兩步路就覺得心慌慌的，喘不上氣，有時候，什麼事都沒有，就覺得心裡堵得慌，非常痛苦，時常想哭，而且還經常頭暈。」我看了她的舌象和脈象，舌淡紅，苔薄白，脈細弱，似有心脾兩虛的症狀，問她的飲食、睡眠、大小便，都屬正常，想來是心中有事鬱結所致。

我就說，妳這病不在身體裡面，而在心裡面。話剛說完，她立刻紅了眼圈。原來，半年前，她發現相伴二十多年的老公有了婚外情。事發之後，老公雖然和外面的女人斷絕了關係回到了家裡。但她心裡，時不時的還覺得難受，近來便經常出現這種心慌氣短、頭暈的現象，看到什麼都覺得沒意思。「結婚幾十年了，我們一直相敬如賓，恩愛有加，周圍所有的人都羨慕不已。我做夢都沒有想到他會這樣」。說到這裡的時候，她已經痛哭流涕。

的確，和自己躺在同一張床上的人，突然間睡到別人被窩裡，換了誰心裡都會難受的。我什麼話都沒有說，任憑她放聲的哭，哭出來她的心裡會好受些。過了一會兒，她終於哭夠了，腫著雙眼對跟我說，「妳別看我打扮得挺講究，其實心裡苦著呢。很多的晚上，我都是醒著又哭，哭著又睡的。」

遇到這種問題，外人插不上話。當事人如果不能很好的發洩出來，鬱結在心中，心慌氣短還是輕的，重的很可能導致癌變。她這個屬於心病。

《黃帝內經》說：「心，君主之官，神明出焉。」心，為身體的最高統帥，就如同一個國家的國王，主管著國家的大小事務，國王出了問題，國家也跟著動盪不安，甚至政權更替。而心出了問題，身體自然也跟著動搖，甚至崩潰，生命垂危，所以《黃帝內經》說：「心者，五臟六腑之主也」、「心動則五臟六腑皆搖」。在臟腑之中，心的位置最高，就像是國王坐在高高的王位上，號令天下，調控著五臟系統，進而控制全身四肢百骸、五官九竅。肺呼吸，脾運化，肝疏泄，腎封藏，胃受納，小腸化物，大腸傳導，膀胱儲尿與排尿，膽汁儲存與排泄，甚至是四肢的屈伸，目視物，耳聞聲，無一不是在心的主宰下進行的。可以說，心主宰著人體的生命活動。

心是人體生理活動的最高主宰，也主管著人體的精神、思維、意識活動，故情志活動，是心主神志的表現之一。所謂心病那當然就是心主神志功能異常所產生的疾病，即情緒病。

比如說有些二十多歲的女孩談戀愛了，男朋友一時沒有服侍好她，就很容易生氣、鬱悶，想事情想不通了，就在心裡糾結，飯也吃不下了，月經也不調了，這時候病在肝，是肝氣不舒所引起的。如果不及時疏解，就會漸漸變得嚴重，比如說胡言亂語、癲狂、嬉笑無常，這時候病就在心了，心主神明，神不明則亂，故應養心安神。悲傷肺，

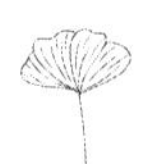

一傷心了就哭得喘不上氣來，嚴重的情況會昏迷，甚至腦瘀血，很多老人就是一受到悲傷的打擊，腦瘀血了。所以說，每一種情志都會傷到心，反過來又加重了五臟六腑的疾病。正所謂「悲哀憂愁則心動，心動五臟六腑皆搖」。

一個人如果內心積極向上，氣血就能在全身順暢周流，就不會過度損耗，人也就不會生病。相反的，一個人的想法如果是消極的，思想猶豫遲疑，就會損失一些氣血，氣血就跟著滯塞，身體就會在不知不覺中虛弱下來。再加上更年期裡，卵巢衰弱、雌激素下降，因此情緒就更加容易波動了，情緒全部堆積在胸口，就覺得堵得慌，很壓抑，動不動就想哭，進而導致心氣不足，神虛力乏，肝肺脾胃都會因之受影響。心氣足則能愛，心氣虛只能悲淒，看到什麼都覺得悲哀、心痛。所以，在治療上，最重要的是靜養心神，補足心氣。

首先，就要自己幫自己出氣。怎麼出呢？如果一個人經常生氣，那她的三焦經從肘尖往肩膀這一段便會堵住，輕輕一碰就很痛。前面提到的五十多歲的女人自己輕輕一碰，果然很痛。三焦經是人體的出氣筒，它上通到頭，下連乳腺，像乳腺增生、乳房脹痛等婦科疾病都跟它的瘀阻、鬱結有直接關係。氣在裡面出不來，就會到處亂竄形成病，而當妳把氣散出去，病也就沒了。

怎麼調節呢？經常用拳頭敲打或用手指揉按這一塊，就可以讓鬱結之氣、委屈之氣逐漸消失了。另外，這三焦經還是專門管理內分泌失調的，像臉上長斑、臉色差、皮膚暗淡、長痘痘等現象都是內分泌失調的結果。一個人之所以內分泌失調，就是因為氣血供應不暢，體內有瘀血排不出去。所以，像更年期的人多按按這個地方，還能保持容顏，衰老的速度也不會那麼快。

其次，我還給她推薦一個簡單的方藥，用淮小麥三十克，甘草九克，紅棗五枚，加水煎服，每日一劑，一週為一個療程。妳可別小看了這三味藥，它們合在一起稱為「甘麥紅棗湯」，此方原載於《金匱要略》，為漢代張仲景所創，專治女性更年期症狀。方中說：「婦人臟躁，言悲傷欲哭，象如神靈所作，數欠伸，甘麥紅棗湯主之」。怎麼解釋呢？此方劑中淮小麥性平、味甘，入心經，具有養心安神的功效，是君藥，甘草瀉心火而和胃，是臣藥，紅棗調胃，而利其上壅之燥，起到輔佐的作用，對治療更年期綜合症有較好的效果，且無毒性反應，安全有效。我多次用這個方子治療女性的更年期症狀，屢用屢有效。

當然，最重要的是自己要調節好心態。人這一輩子，無論貧富賤貴，都要開心快樂的生活。其實，在我們的生活中，沒有什麼坎是過不去的，無論遭遇多大的傷痛，我們都要使自己有勇於面對的勇氣。如果妳總是把問題悶在心裡而不去解決，最終只會把自己悶壞，卻喪失了戰鬥的勇氣。也只有快樂開心的生活，保持心情舒暢，我們身體的氣

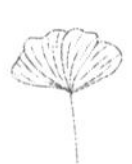

血和順，經脈通利，使全身達到一種平衡和諧的境地，才能身體健康，也才能追求自己的幸福。

黃色食物補中益氣，還妳人生第二春

黃色食物可以健脾，增強胃腸功能，恢復精力，補充元氣，進而緩解女性荷爾蒙分泌減少的症狀。女性要改善荷爾蒙的分泌狀況，首先要從吃黃色的食物開始，因為它是女性荷爾蒙分泌的原動力。

妳知道嗎？人的五臟六腑其實是一個「好色之徒」。

中醫認為，人是一個統一的有機體，五臟與五行、五味、五色是相生相剋的關係。不同顏色的食物，與人體的五臟六腑有著陰陽調和的關係，合理的搭配飲食，有助於提高荷爾蒙的分泌。

五臟中，腎、肝、脾各自有著比較偏愛的食物。腎臟偏愛黑色及帶有自然鹹味的食物，如黑芝麻、黑木耳、黑豆、香菇、黑米、蝦、貝類等；肝臟偏愛綠色的食物，如菠菜、白菜、芹菜、生菜、韭菜、綠花椰菜等；脾偏愛黃色且有自然甜味的食物，如黃豆、南瓜、橘子、檸檬、玉米、香蕉等。黃色食物可以健脾，增強胃腸功能，恢復精力，補充元氣，進而緩解女性荷爾蒙分泌減少的症狀。黃色食物對消化系統也很有療效，同時，也對記憶力衰退也有幫助。也就是說，女性要改善荷爾蒙的分泌狀況，首先要從吃黃色的食物開始，因為它是女性荷爾蒙分泌的原動力。

那麼，荷爾蒙是什麼呢?在所有的荷爾蒙當中，對於女性影響最大的就是女性荷爾蒙。卵巢分泌的雌性激素及黃體素統稱女性荷爾蒙（尤其是黃體素最為重要），它是孕育新生命及維持母體健康所不可缺少的一種荷爾蒙。

然而，隨著年齡的增加，荷爾蒙是會不斷變化的。二十一到二十二歲是青春的巔峰時期，也是分泌系統功能最巔峰的時期。從二十五歲開始，體內荷爾蒙的分泌量便以每十年下降百分之十五的速度逐年減少，人體各器官組織開始逐漸老化萎縮，皮膚明顯黯淡，精神不佳。六十歲時，女性荷爾蒙分泌量只有年輕時的五分之一左右。荷爾蒙短缺是引起更年期症狀的罪魁禍首，由於女人對自身體內荷爾蒙的變化反應較男性強烈，所以女人有更年期症狀的較為普遍，而男性則較少。這個猶如雲霄飛車般起伏的荷爾蒙變化，最早可以在三十五歲或四十歲開始。當雌性荷爾蒙的濃度急劇降低時，熱潮紅、憂鬱症、失眠和易怒的症狀會變得非常嚴重，特別是患有經期前症候群、卵巢囊腫以及其他荷爾蒙失調症狀的女性，她的更年期開始的時間會比一般人早。

不過，可喜的是，荷爾蒙也不是一個完全不可控制的「調皮鬼」。國外有一個醫學組織研究發現，人體內生命的泉源——荷爾蒙分泌不足便是導致人體老化及生理機能缺乏

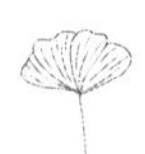

的最主要原因。換句話說，衰老的原因是荷爾蒙分泌不足。那麼透過補充荷爾蒙，老化現象是可以中止，甚至逆轉的，所以也許人類平均壽命一百五十歲並不是夢想。

從中醫的理論上說，人體與荷爾蒙的分泌關係最密切的是肝、脾、腎。腎臟具有調節荷爾蒙分泌平衡的作用，對於身體出現的一些不良症狀，它會首先做出反應；在荷爾蒙分泌失調時，肝臟是對身體起支撐作用的關器官；而肝和腎能正常運作，則完全要歸功於脾。所以，要改善荷爾蒙分泌失調導致的不良症狀，首先要從健胃、健脾開始。

脾胃是後天之本。人體氣血來源於脾胃消化。氣血充足，則面色紅潤，肌肉豐滿堅實，肌膚和毛髮光亮潤澤，外邪不易侵犯，身體不易發病，容光煥發，身體矯健，自然也就健康長壽。反之，脾胃運化失常，氣血化源不足，則會出現面色枯黃，肌肉消瘦，肌膚毛髮枯萎而無光澤，外邪極易入侵，體內易發疾病，面容枯槁，髮疏易脫，身形萎縮，多病早夭。

中醫認為脾主思，如果一個人思慮太過，肯定是脾氣不足，脾和人的情志有著非常重要的關係，很多的精神病人就是脾太虛了，把脾氣補起來，人的精神病就好了。脾氣虛弱，人會顯得沒情緒；脾氣強健的時候，人會感覺渾身非常舒服。所以脾主思，和人的情緒有關係；脾虛了，人會多疑的，再往下發展就是精神病。

正因為脾胃的重要性，所以古代就有醫家提出：「補腎不如補脾」。對於脾胃虛弱的病人或更年期的中老年人，都主張運用「益氣」或「補中」的辦法來加強後天功能。

前文，我們知道脾胃喜歡黃色食物。黃色，在過去是皇族的象徵，代表高高在上，至高無上的權利。由於黃色和土相近，在五行中屬於土，但凡與土結合，或屬於土的事物，就高於其他事物而占據主導地位。這樣一來，五色中就以黃為貴，數字中就以五為貴，臟腑中就以脾胃為貴。

臺灣民眾飲食主體的色彩也大多是黃色，農作物如小麥、玉米、小米、馬鈴薯、蕃薯、南瓜、黃豆等，肉類如雞、黃魚等。同樣，對人體有明顯補益作用的藥物，也多是黃色的，如人蔘、黨蔘、桂圓、紅棗、枸杞、山藥、蜂蜜、甘草等。

以黃色為基礎的食物如南瓜、玉米、花生、大豆、馬鈴薯、杏等，可提供優質蛋白、脂肪、維生素和微量元素等，常食用對脾胃大有裨益。此外，在黃色食物中，維生素A、維生素D的含量均比較豐富。維生素A能保護腸道、呼吸道黏膜，可以減少胃炎、胃潰瘍等疾患發生；維生素D有促進鈣、磷元素吸收的作用，進而起到壯骨強筋之功。

黃色食品中玉米和黃豆是代表。玉米提供碳水化合物、膳食纖維和維生素B群等，可刺激胃腸蠕動、促進消化，防治便祕、腸炎和腸癌，還可調節血脂，在一定程度上預防高血壓和冠心病的發生。中美洲印第安人不易患高血壓與他們主要食用玉米有關。黃

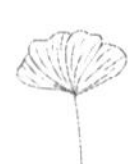

豆則是優質蛋白、不飽和脂肪酸、鈣及維生素B和菸鹼酸的良好來源，並可為人體提供大豆卵磷脂、大豆異黃酮等生物活性成分，在調節血膽固醇、防治部分惡性腫瘤方面發揮作用。

我經常給很多女人推薦用玉米粉和粳稻煮粥喝，特別是晚上，可謂是養脾胃的長壽粥、美容粥。印象中，一位四十多歲的離婚女人找到我，說她剛剛和丈夫離婚，自己又因為更年期很不舒服，問我有沒有什麼辦法調裡？針對她的情況，我給她開了一個補中益氣湯的療程，再推薦她多吃黃色食品，外加按摩三焦經穴位進行調養。

大概三、四個月後，她再次來找我，第一眼我竟然沒有認出她來。看她容光煥發、神清氣爽的樣子，我第一句話就問她：「妳是不是談戀愛了？」按照常理，當一個女人處於戀愛狀態時，她體內的荷爾蒙濃度會升高，在荷爾蒙的刺激下，皮膚會收縮，使大量的水分子停留在皮膚基底的膠原蛋白中，此時皮膚顯得特別光滑、細膩、充滿彈性。

她笑笑說，「哪有啊！妳不是說要多吃黃色食品嗎？我就天天吃南瓜、蕃薯、玉米、黃豆、黨蔘、山藥、馬鈴薯等黃色食品，換著花樣做菜吃。」我非常贊同她的做法，我想不用多久，她又能找到自己的幸福了。

更年期是人生的必經之路，也是生命的轉捩點。其實，並不是每個人到五十歲左右時都有更年期症狀出現，如果妳懂得正確的養生之道，更年期症狀是完全不會光

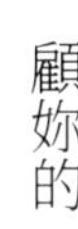

顧妳的。

多吃豆製品補益氣血，讓妳更有女人味

中醫認為黃豆有補脾益氣、清熱解毒之功效。《神農本草經》說「生大豆，味甘平。除癰腫，……止痛」；《食物本草會纂》說「寬中下氣，利大腸，消水腫毒」；豆腐、豆漿、豆芽等豆製品具有益氣，和脾胃，稍脹滿的作用。

不知道從什麼時候開始，豆漿機這個新興產品一時間成為家喻戶曉的小家電，幾乎家家都會備有一台。早上起來，把泡好的豆子倒進去，加上適量的水，啟動開關，然後悠閒的刷牙、洗臉，等妳梳妝打扮出來後，一杯香濃的豆漿已經出爐。生活在科技時代，有時妳還真得感嘆「生活竟然如此美好」。

當然，如果妳很有雅興的話，可以不僅僅拘泥於黃豆，加入紅豆、綠豆、黑豆，再加入適量粳稻，就變成一杯五顏六色的五穀豆漿了。喝起來，口味更加特別。

前段時間，一位好友從加拿大回來，暫時入住我家，雖然是臺灣人，但在國外生活了很多年，生活習慣還是不太一樣。比如說牛肉，她一定要煎成七分熟，而我是只要見到肉縫裡還有鮮紅的血絲的話，就會噁心不已，難以下嚥。再比如說早餐，她一定是去肯德基訂一個大大的漢堡、一份雞翅，外加一杯可樂，而我總覺得那麼吃太油膩，習慣

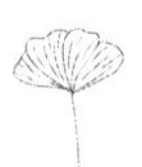

在早上喝上一杯豆漿，吃幾個自己做的包子，一碟新鮮的涼拌菜，清清爽爽的最好。

有一天，她看著我大口大口的喝著豆漿，我看著她大口大口的喝著可樂，兩人幾乎同時冒出一句「那東西好喝嗎？」我說，「很好喝，而且非常有營養，非常適合女人喝。」在我家，我嚴律禁止喝碳酸飲料，大人小孩都一樣，早上每人一杯豆漿。當然，這句話我沒有說出口。

我常常向我身邊的女性朋友推薦，多喝豆漿，豆漿就是妳最好的化妝品。記得以前，有一位面臨絕經的患者問我，能不能給她開點雌激素類藥物？我問她為什麼想到要吃這個藥，她說她的月經馬上就要沒有了，那就意味著馬上就變成正宗的「黃臉婆」了。吃點雌激素藥物，好歹也能維持一段時間，能維持多久就多久吧！

我沒有答應她。我的觀點是，服用雌激素有利有弊。像有的女人因為疾病切除了卵巢，所以需要服用雌激素，補充後能使自己的精力更好，皮膚更光潔，這是利。但是，長時間服用激素藥物，不但會導致骨質疏鬆和循環系統疾病，還可能會導致乳腺癌，這就是弊。再說，服用雌激素也不能延長妳的月經，因為，女性體內的卵子數量是一定的，大約有二十萬個（這是針對年輕女性而言，以後隨著年齡的增加逐漸減少）。它們儲存在女性體內，每次月經排一次卵。計算一下就知道，大部分女性的經期是四十多年，這是自然規律。

想留住美麗，讓自己更有女人味，就要多吃豆製品，像純豆漿、五穀豆漿、豆製品都是很不錯的。大豆及豆製品中含有極為豐富的人體必需的營養素，比如人體所需的八種胺基酸及鈣、磷、鐵、鋅等重要微量元素，大豆中都有。其中還含黃酮類化合物和植物激素。經科學實驗證實，大豆不僅具有抗癌作用，還可以協調人體內分泌功能起到預防多種疾病的作用。在美國，女性因為更年期雌激素下降，患更年期綜合症的人達到百分之八十五，而日本只有百分之二十，這是因為日本女性基本上平均每天能吃二十三兩豆製品的緣故。

在所有的豆製品中，我個人比較鍾愛黃豆。黃豆有「豆中之王」之稱，被人們叫做「植物肉」、「綠色的乳牛」，營養價值最豐富。乾黃豆中含高品質的蛋白質約百分之四十，為其他糧食之冠。從商周到秦漢時期，大豆主要在黃河流域一帶種植，是人們的重要食糧之一。中醫認為黃豆有補脾益氣、清熱解毒功效。《神農本草經》說「生大豆，味甘平。除癰腫，……止痛」；《食物本草會纂》說「寬中下氣，利大腸，消水腫毒」；豆腐、豆漿、豆芽等豆製品具有益氣，和脾胃，消脹滿的作用。

除了能吃、能治病外，中醫認為豆類具有良好的潤澤肌膚，去黑增白的作用。李時珍在《本草綱目》中說它有「容顏紅白，永不憔悴」「作澡豆，令人面光澤」的作用；《本草拾遺》認為豆粉「久服好顏色，變白不老」；《名醫別錄》認為黃豆芽具有「去黑，潤肌膚皮毛」的作用。「肥白方」（《肘後方》（只用黃豆芽一味，磨成豆粉，製成蜜丸。內服後能增進食慾，使瘦子變得圓潤。

對於更年期的女人來說，這一時期的女人大多會有熱潮紅和老年性陰道炎的現象，這些都是起因於卵巢功能的衰退。因此，常吃大豆和豆製品，大豆中富含的纖維素，在腸道中好像「清道夫」般既能及時清除腸道中有害物質，保持大便通暢，又能調節體內熱能，維護血糖平衡，對防治老年人肥胖和糖尿病都有重要功效，並可促進絕經期婦女陰道細胞的活力，從而提高老年婦女的健康。

早上，妳可以喝一杯純豆漿，或者五穀豆漿，中午和晚上可以稍稍吃點豆腐、豆皮之類的豆製品，就足夠補充妳一天所需要的雌激素。日復一日，天天堅持，等妳到了五十歲或者六十歲，很多同齡人都在經歷更年期不適的時候，妳會悠然自得的感嘆「噢！原來那就是更年期的症狀啊！」而那些正處在「水深火熱」的更年期裡的女人們，也會羨慕得看著妳「哇！看不出她有五十歲，頂多也就四十歲出頭。」

多喝益氣養血的「靜心茶」，幫女人安度「多事之秋」

靜心的女人是最美的，靜心的女人，隨和而不隨便，內斂而不內向，從容而淡定。

每天晚上，看肥皂劇看得很起勁的時候，都會插播幾分鐘廣告。廣告的內容一直是那幾則，不過有一則趙雅芝做的「靜心口服液」廣告總會引起我的注意。有的時候，為生活瑣事和老公沒爭上幾句，我們家老公就會說「我看妳更年期症狀還不輕，快去喝點靜心口服液吧！」

每次，他說出這句話，都會把我逗樂。那個口服液是什麼口味，我至今也沒有喝過。我是一個學醫的人，崇尚用中醫、自然的方法來解決問題。

不錯，更年期女人的脾氣是大了點，但這個自己也控制不了，誰都希望自己能平平和和的生活，靜下心來。

那麼，就多喝一些益氣養血的靜心茶吧！比如黃芪枸杞茶。自古以來，就有「大寒大寒，防風禦寒，早喝人蔘黃芪酒，晚服杞菊地黃丸」之說。黃芪的主要藥理作用是益氣固表，可以利水，也可以脫毒生肌。凡是中醫認為氣虛、氣血不足、中氣下陷的情況，都可以用黃芪。平時體質虛弱，容易疲勞，常感乏力，往往是氣虛的表現，貧血則常屬氣血不足，而脫肛、子宮下垂這些病症，也常被認為是「中氣下陷」，有這些症狀的人，吃些黃芪有益處。

吃黃芪的時候再配些枸杞，效果更好。枸杞性平，味甘，具有滋補肝腎、益精明目的功能。最適合吃枸杞的是體質虛弱、抵抗力差的人，而且，一定要長期堅持，每天吃二十克（大約一小把），才能見效。

黃芪枸杞茶的製作法有很多，可先將黃芪三十克用水煎煮，後加枸杞十五克，小火微煮片刻即可。女人常服黃芪枸杞茶，可滋肝補腎益氣養血。

除了黃芪枸杞茶，我還推薦更年期的女人多喝烏龍茶。烏龍香高味濃，有抗疲勞的作用。李時珍在他的《本草綱目》中曾寫到「茶苦味寒，最能降火，火為百病，降則上清矣……」。驅除身心疲勞體內心火，飲茶降心火、抗疲勞、壯精神、不僅可以提神，還可以醫病。

抓一小把茶葉，用開水沖泡，蓋上壺蓋稍等片刻，等喝到嘴裡，不僅香醇，而且頓覺口舌生津，煩躁盡消。自古以來，就有「從來佳茗似佳人」的說法，想像一下眼前這位五十多歲，優雅中透著貴氣，不妖嬈、不做作的女人，在清雅氤氳的茶香中靜坐品茗的畫面，妳還能聞到狂躁的味道嘛？

像我自己就經常喝烏龍茶，有時候喝著喝著，不經意間覺得這茶簡直是專門為更年期的女人設計的，茶味既苦又澀。女人，若是不經歷歲月磨煉世間滄桑，不沉澱自己的內心，是品不出它的香味來的。

特別是身體肥胖、希望減肥的女人，更要多喝烏龍茶。因為烏龍茶分解脂肪的作用較強，可以幫助消化解除油膩。喜歡參加派對和飲酒的人也可以喝烏龍茶，它能夠預防身體虛冷，減少酒精和膽固醇在體內沉積。

還有一些更年期的女人時常感覺脹悶、脹痛，有時候身體還會有一些疼痛，但又說不出來哪裡痛。和她聊天聊上幾句的話，可以感覺出她的聲音很弱、萎靡不振。在我看來，這脹悶、脹痛都是因為氣在作怪。這時，妳就該喝薑橘飲。

平時吃橘子的時候，把橘子皮留下，曬乾後就是一味治療氣鬱的特效中藥——陳皮。把陳皮和兩倍重量的生薑泡茶，就是一劑治療氣鬱的清氣薑橘飲。「每天一杯薑橘飲，鬱悶之氣影無蹤」，這是很多氣鬱之人對它的評價。

男人評價女人，往往喜歡以外貌來判斷。但真正美麗的女人，應該是外表精緻清爽，內涵豐富，聰明有靈氣，優雅成熟，時尚而不時髦，風韻而不風情，古典而不古板，隨和而不隨便，內斂而不內向，從容而淡定的女人。可是，這些都離不開智慧。智慧必須歷經修煉，而且須靜心修煉。唯有靜心，才能給妳帶來活力與動力。

因此，靜心的女人是最美的。

雖然人有七情六欲，但五十歲的妳，名利、財富已經和妳扯不上太多的關係了。學會在雜亂中求靜，紛繁中求無，才是人的純樸精神的真實體現。學會平靜自己，無論在什麼情況下，都要保持心境的平和與意志的堅定，做任何事情，都要拿得起放得下，這才堪稱悟透了人生，這才堪稱是擁有大智慧的最美麗的女人。

常練「靜養功」，氣血暢通為妳的健康保值

靜養功是道家流傳下來的一種養生祛病的密傳氣功。初學練者，以祛病為要，次練大功築基、採藥、結丹，以固三寶而延年益壽。

更年期的女人最大的特點是「躁」，脾氣特別大，脾氣一點就著，過後又覺得很後悔。

我的鄰居郭老師是一位國中老師，她今天四十六歲，因為年齡相仿，週末大家聚會聊天。

這天週六，我才剛剛起床，就聽見門鈴響了。一開門，只見郭老師哭紅了雙眼站在門口。我連忙把她扶進來在椅子上坐好。等她情緒稍微平息了，我再慢慢和她聊。原來，這半年了，她發覺自己的脾氣變差了，動不動就想發火，比如說兒子的書本沒有擺放整齊，她會對著兒子發洩一頓，叫了幾聲老公，對方沒有回應，她的心裡就有一股無名之火冒出來。有的時候，她自己也覺得好像有點無理取鬧，可自己就是控制不住。白天，在課堂上面對有些不聽話的學生時，她會更加控制不住。

這一次，就是因為老公沒有幫她買草莓回來，而只顧自己買菸了，所以她就朝老公大聲嚷。以前一直笑臉相對的老公，今天不知道怎麼了突然惡言相對。她一下覺得自己

受委屈了，衝出了屋子，但發現自己什麼也沒有帶，就只好到我家來了。

……

她斷斷續續的說了很多這半年來自己的種種「劣跡」，說到激動的時候，她竟然脫掉鞋子，兩腿盤坐在椅子上，還把袖子撩起來，像要打架的陣勢。

一個半小時過去，她終於說完了。整個過程，我一言未發，全程以微笑面對。說完後，她突然說了句「咦，我怎麼發現自己的心情變好了，也不那麼生氣了。」

我笑了笑，當一個人把心裡的鬱悶和別人分享之後，鬱悶也就消失一大半了，這也是一個「排氣」的方法，心裡當然就痛快了。最重要的是，妳看妳的姿勢，兩腿盤著，手臂很自然的下垂，一副正氣凜然的樣子。俗話說「站得高看得遠」，妳的坐姿，決定著妳的胸懷和氣度。心寬了，有些事情也就不那麼在乎了。

我這麼一說，她也發現自己竟然在別人家坐成這樣一個不「文雅」的姿勢，臉上露出了難為情的表情。而恰恰是這個不「文雅」的姿勢，成了讓心裡最舒服的姿勢。

動畫片《一休和尚》裡，一休小和尚一遇到難解的問題，不是皺著眉頭苦思冥想，也不是去書本中尋找答案，而是靜靜的打坐，答案自然就有了。很多人認為這是誇張的故事手法，其實，這才是真真切切的方法。

像鄰居這樣的坐姿，就是很方便一種的靜養功，不分場地、不分時間、不分男女老

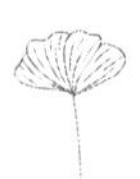

幼、病弱強壯。因為各人有各人的方法，各人有各人的目標。只要坐得高興、坐得放鬆、坐得自然、坐得隨意，就找到了靜坐的真諦。

早在幾千年前，莊子就提出了「恬淡寂寞，虛無無為」才是「天地之平，而道德之質也」的觀點，從而得出了「純粹而不雜，靜一而不變，淡而無為，動而天行，此養生（神）之道也」的結論。《養生四要》也說：「人之學養生，曰打坐，曰調息，正是主靜功夫。但要打坐調息時，便思不使其心妄動，妄動則打坐調息都只是搬弄，如何成得事？」意思是說，靜神是靜修鍛鍊的前提和基礎，正如水面平靜時才能看得見湖底一樣，當情感和思想中斷、身體和心靈放鬆時，才能進入靜氣的世界。這也正應了《黃帝內經》中所推崇的「呼吸精氣，獨立守神」。

靜養功是道家流傳下來的一種養生祛病的密傳氣功。它首先要求妳恬淡虛無、心情愉悅、無憂無慮、無牽無掛，這樣才能使大腦逐漸入靜，使經脈逐漸通暢，使周身逐漸舒適，進而意息相隨，以意引導全身從頭至腳、由表及裡，逐步放鬆。再在呼吸訓練中，注意氣機的運轉，使清陽之氣上升，濁陰之氣下降，進入與「天人相應」的境界。這時身體有飄飄欲仙之感，頭腦清晰異常。此功練到高深時，能夠內視自身真氣之循經絡運行。這時亦要注意「煉養相兼」，必須涵養及回收自身的元氣和元神，使之回歸儲存於丹田，不輕易耗散，也就是「歸根復命」。

靜養功的姿式很隨意，可採用坐式、臥式或立式，也可以在散步時做。練功的姿勢一定要正確，頭正身直，鼻尖對臍，虛靈頂頸，脊椎成軸，這是出功夫的基礎。行家云：「形不正則氣不順，氣不順則意不寧，意不寧則神散亂」，確實言之有理。靜養功的方法是：全身自然放鬆，兩眼微閉，舌頂上顎，目視鼻尖，意念定於下丹田（臍下三寸處），然後做深長而緩慢的呼吸即可。妳可以想像一件美好的事情，也可以讓大腦呈現空白，意念可定於下丹田。每天堅持做五到十分鐘，堅持一段時間後，妳就會覺得神清氣爽、精神煥發。

但是，鄰居說像她這種內心容易躁動的人，怎麼能靜得下來？

她說的也沒錯，剛開始可能做起來很難，但堅持一段時間，效果就會明顯了。開始的時候，妳可以聽一曲悠揚的音樂，看一篇優美的文章，然後閉目養神，慢慢的讓心靜下來。

練功者，應該不急不躁，隨遇而安，千萬不可發怒。《老老恆言》裡說：「人借氣以充其身，故平日在乎善養，所忌最是怒。怒心一發，則氣逆而不順，窒而不舒，傷我氣，即是以傷我身。老年人雖事值可怒，當思事與身孰重，一轉念間，可以渙然冰釋。」這對於平時容易發怒的人來說，無疑是一支鎮靜劑。

鄰居又問，像我這樣原本是一個性子急的人，練這個靜養功，會不會性格變得很拖

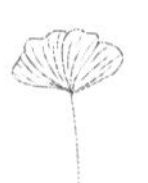

泥帶水？

也不是這樣。靜養功的最終目的是讓妳健康、長壽。就像武俠小說裡練武功一樣，靜養功也有它的境界。初學練者，以祛病為要，次練大功築基、採藥、結丹，以固三寶而延年益壽。古人云：「一過甲子即過一鬼門關。」很多長壽的人在年輕的時候就開始練習了。我們知道，心屬火，腎屬水。靜養功的原理就是火煮水而水化氣，氣運為神，神化為虛，進而既修煉了性格，又強健了身體。

所以，妳看那些長壽的老人，哪一個不是神情奕奕？心裡無名的火滅了，多餘的水也排走了，體內氣血暢通無阻，自然心靜、豁達、健康、長壽。

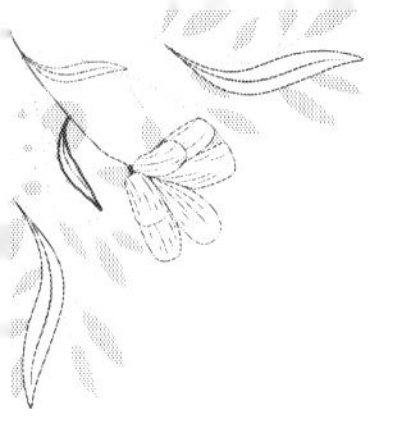

第八章

婦女病傷氣血，益氣養血療法為女人美麗增加砝碼

人之所以會生病，主要是氣血不通。上面不通，堵在乳房這裡，乳房就會出問題，下面不通，堵在髖部，婦科就會出問題。

身為女人，要學會時常和自己的身體對話，學會怎麼吃、吃得對，學會活用婦科的「萬用草」呵護自己，學會和「好朋友」和平相處，學會一些重要的氣血按摩穴位，調氣養血，才能真正的從裡到外健康、漂亮。

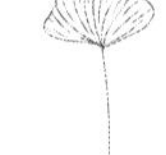

補益氣血的「飲食方案」，吃掉婦科煩惱

一天下午，我去菜市場買菜。我正在挑選要買的蔬菜，聽見四十多歲的女攤主和她女兒的小聲對話。

女兒說，下午去醫院檢查，查出有點婦科炎症。

媽媽問，醫生怎麼說？

女兒說，醫生開了外用藥，又開了點口服的消炎藥。

媽媽說，別擔心。女人從出生到老，誰沒有一點婦科問題。妳看看大街上那些穿著光鮮亮麗的漂亮女人，看起來很令人羨慕，只是她們去醫院的時候沒通知妳而已。回家多吃點大蒜，大蒜有殺菌的作用。不是有炎症嗎？我們就給它殺殺菌。說完，這位媽媽就抓了一把大蒜裝進塑膠袋，讓女兒買回家。

強悍、仗義的媽媽這一招，弄得女兒哭笑不得。

看起來這位媽媽很土，但事實上還是有道理的。經常吃蒜的女性不易患上黴菌性陰道炎。因為大蒜中富含大蒜素等物質，它們是含硫的天然殺菌物質，具有強烈殺菌作用，可抑制白色念珠菌在陰道內生長和繁殖。

生活中，還有很多飲食妙招可以對付婦科問題，就看妳會不會吃了。

貧血的話要補充高鐵食物。幾乎大部分女人的一生中都有過貧血的問題。聽上去不影響身體，但長期貧血易導致卵巢功能下降，對健康造成影響。動物肝臟、瘦肉、菠菜等食物不僅含鐵量高，而且容易吸收，女性可以經常食用。需要提醒的是，女性在經期時要盡量少喝濃茶和咖啡，以免其中的單寧酸抑制鐵的吸收。

經期不適喝加蜂蜜的熱牛奶。很多女孩喜歡喝咖啡，特別是辦公室的上班族們，但在月經期間最好戒掉咖啡，改喝加蜂蜜的牛奶。婦產科專家發現，女性在月經期間每晚臨睡前喝一杯加蜂蜜的熱牛奶，可減輕或消除經期的種種不適。因為牛奶中的鉀可以舒緩情緒，並具有減輕腹痛、防止感染、減少經血量的作用。蜂蜜中所含的鎂可鎮定中樞神經，幫助消除女性在經期時的緊張情緒。

痛經時多吃香蕉。香蕉中含有豐富的維生素B6，維生素B6具有安定神經的作用，可以穩定女性在經期的不安情緒，還有助於改善睡眠、減輕腹痛。

防止雌激素下降要多攝取豆製品。雌激素是女性體內重要的性激素，當它在血液中低於正常水準時，會使女性的生殖功能和性功能受到影響，還會使心臟失去保護。大豆中所含的異黃酮是一種類雌激素物質，可彌補體內的雌激素不足。

預防乳腺疾病多吃全麥食物、喝紅酒。育齡女性在飲食中多攝取全麥食品，能使雌激素在血液循環中保持適宜水平，避免雌激素過高而引發乳腺疾病。海帶中含有大量的

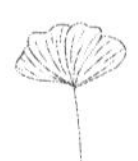

碘，能刺激腦下垂體前葉分泌黃體生成激素，促使卵巢排軟並平衡體內的雌激素水平。因此，經常食用海帶有助於預防和治療乳腺增生。

此外，紅葡萄皮和葡萄籽裡含有一種天然抗癌物質，可避免雌激素水平過高，刺激乳腺組織，使其發生惡變。女性每天喝適量的紅葡萄酒（一小杯即可）或吃一些葡萄，其中的天然成分有助女性預防乳腺癌，同時還可預防心臟病。

預防婦科腫瘤多吃紅皮蔬果。紅蘋果、紅辣椒等紅色蔬果中含有某種天然植物化學成分，可以有效抑制一些婦科腫瘤細胞的生長，同時降低它們對雌激素的反應性，因而具有預防婦科腫瘤的作用。此外，洋蔥、紫葡萄等蔬果也具有類似的功效。

預防卵巢癌多吃高鈣食物。大量的調查發現，攝取足量鈣質的女性比攝取鈣質較少者罹患卵巢癌的機率減少百分之五十四。因為充足的鈣質有助於控制癌細胞的生長和擴散。因此，女性應注意適量補充高鈣食物，特別是絕經後女性每天鈣的攝入量應達到一千毫克。這就需要每天堅持喝牛奶或吃乳製品，常吃豆製品、小魚、海帶及薺菜等食物。

預防子宮頸癌要多攝取葉酸。體內葉酸含量明顯不足的女性，不僅在懷孕時容易引起胎兒的神經器官發生畸形，還會使她們患子宮頸癌的危險增大。因此，女性應當適量補充葉酸，包括服用葉酸補充製劑和攝取富含葉酸的食物，如動物肝腎、菠菜、小白菜、莧菜、韭菜、魚、蛋、穀、豆製品、堅果等，從而有效預防和減少子宮頸癌的發病率。值得注意的是，由於葉酸不耐熱，烹調時溫度稍高就會被破壞，因此，做菜時溫度不宜過高，烹調時間也不宜太長。

有人看到這個飲食清單後，嚇了一大跳說妳這完全是危言聳聽，哪有那麼多人會得這癌得那癌的？」

說的也是，得癌症的人畢竟是少數，但得婦科炎症的人卻占大多數。再加上現在的食品安全、環境污染、工作壓力等，都會對女人的身體健康造成危害。我說的方案，只是起一個防範於未然的作用，等妳真正確診時，這些飲食方案就不起作用了。

對於得婦科炎症的女人，妳也不要太擔心，得了婦科炎症後，在用藥的同時，在飲食上也要注意，宜清淡，不食羊肉、蝦、蟹、鰻魚、鹹魚、烏鱧等發物；忌食辣椒、麻椒、生蔥、生蒜、白酒等刺激性食物及飲料；禁食桂圓、紅棗、阿膠、蜂王漿等熱性、凝血性和含激素成分的食品。

如果確診為附件炎，那麼飲食上宜食清淡易消化的食品和蔬菜水果，忌辛辣溫熱帶刺激性的食物；如果確診為是骨盆腔炎，宜吃容易消化的清淡飲食並且加強營養，禁忌辛辣、油炸、生涼、溫補、海鮮、甜膩、菸酒；如果確診是子宮頸炎，子宮頸炎患者飲食宜清淡，禁忌刺激性食物、飲料和熱性、凝血性、含激素成分的食品；如果確診是陰道炎，患者應該注意飲食營養，多吃新鮮的蔬菜水果和多飲水，禁忌海鮮、辛辣、甜膩的食品和菸酒。

俗話說「一樣米養百樣人」。為什麼同樣是上下班，同樣是吃飯睡覺，有的人身體健康，有的人會生病，這裡面還有一個「會不會吃」的問題。正所謂「病從口入」，多吃新鮮的蔬菜和容易消化的食品，少沾菸酒、咖啡、辛辣等刺激性食品，總是沒錯的。

活用艾草，呵護女人一生的「萬用草」

記得小時候，每到端午節的時候，我奶奶就會去田埂上採一些艾草回來，插在門縫裡曬乾。等到端午節那天，奶奶就把艾草取下來，紮成一小捆放在鍋裡，蓋上鍋蓋煮。過一會兒，奶奶再揭開鍋蓋，用鏟子把艾草往水裡壓一壓，使其全部浸泡在水裡。大概十幾分鐘後，就可以關火了，揭開鍋蓋，滿屋子彌漫著艾草的清香。對於新奇的事情，小孩子總是特別好奇，往往是第一個拿著木桶，提一桶艾葉水，洗澡去嘍！用艾草水洗完澡後，那一整個晚上睡覺都是香的，做夢都是甜的。第二天起床後，聞聞身上還有一股淡淡的香味。

也不光是端午節，在我的家鄉，只要是誰家生孩子了，都要用艾草煮水給新生兒洗澡，據說不僅可以預防和治療痱子，驅除蚊子防止蚊子叮咬，還能防止其他夏季皮膚病的發生。如果是在秋冬季用艾草洗澡，可以消炎除溼增強人體免疫力，對一些流行疾病有一定的預防作用。所以，在我的家鄉，幾乎家家戶戶的藥箱都有艾草，而且越是時間久的，效果越好。

追根索源，自古以來民間善用艾草、雄黃，菖蒲為避邪之物，尤以艾絨為條，薰香居室去暑除溼、驅蚊避穢，是家庭必備環境衛生與保健之物。明代李時珍在《本草綱目》記載：「艾灸百病、理氣血、逐寒溼、溫經止痛，以三年陳艾為勝」。孟子說：「七年之病，求三年之艾。」意思是說七年之病，很頑固的，然而三年以上的陳艾卻是可以治癒它。

假如說杏是中醫之花，那麼艾便是中醫之草了。全草有調經止血、安胎止崩、散寒除溼之效。治月經不調、經痛腹痛、流產、子宮出血，根治風溼性關節炎、偏頭痛、產褥熱等。現代實驗研究證明，艾草具有抗菌及抗病毒作用；平喘、鎮咳及祛痰作用；止血及抗凝血作用；鎮靜及抗過敏作用；護肝利膽作用等，可謂是「萬用之草」。

大概是年紀大了的緣故，小時候用過的東西，現在記憶越來越深刻。曾經有段時間，我還專門對艾草做過研究。我發現，艾草對於女人來說，特別萬用

中醫認為，人之所以可以生龍活虎，離不開血和氣兩種東西，以氣帶血，以血養氣，陰陽平衡，人才能健康而無疾。女性體質為陰性，容易因寒涼而生病。寒邪進入身

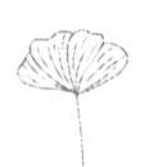

體後消耗掉女性體內本就不多的陽氣，使得血液循環不暢，臟腑得不到滋潤。很多女性身體沉重、僵硬、痠痛，正是身體中有寒邪作祟的表現。

而艾草為純陽性，可以迅速補充人體內的陽氣，使之氣血充足，從內至外的散發活力與魅力。可以說，女人與艾草是天作之合。

有些女孩子會有痛經，我會用艾條熏穴位（下一節有介紹）。有的女孩怕痛，我說那也沒關係，用艾草泡腳。用艾草三根，放到鍋裡用水煮，大概十五分鐘，然後用這些水泡腳。先倒一小部分，能浸到腳趾頭就可以了，絕對不能加冷水，等到水慢慢涼，涼到腳可以忍受的溫度，就到裡面泡。水冷了，就再加艾水，反覆用熱水泡。注意不要在寬敞通風的地方泡，以免熱氣散失。泡的時候，身上要穿得跟平常穿的衣服一樣多，穿睡衣的話，要加外套到身上，以免著涼。

泡的時候，妳會慢慢感覺到雙膝不冷了，肚子感覺也熱了，身上微微出汗了，喉嚨也有點感覺熱，然後頭上就會冒汗了，這時就可以停止了。泡完後如果喝上一碗紅棗桂圓羹，效果會更好，這樣可以裡應外合。

有的準媽媽們懷孕了，但是有習慣性流產的徵兆，我會推薦她吃艾葉煮雞蛋。用量不要太多，一般每次六到十五克，用量過大會有噁心，嘔吐的副作用。每次用量十二克，雞蛋兩顆，最好用砂鍋煮，不要用鐵鍋，待雞蛋煮熟後去殼取蛋再煮，再慢火煮半小時就可以了。有慣性流產的孕婦，孕後第一個月可每日服一次，連服五到八天。孕後第二個月起可每十日服一次，孕後第三個月起可每半個月服一次，孕後第四個月起每個月服一次，直至懷孕足月，屢次屢有效，生出來的孩子個個健健康康。

曾經有一位患者向我苦訴，白帶一直不太正常，時而渾濁，時而清稀，時而量多。她自己有吃一些抗生素，再加上用了一些殺菌婦科塞劑，會好一陣子，但停用的話，又不正常了。

其實，我們每一個人都生活在一個有細菌的環境中，從出生開始，妳的陰道內就存在著各種細菌，正常情況下，這些細菌和平共處，對女人的身體沒什麼影響。但是，妳經常使用清潔液沖洗陰道，特別是有些女人甚至用香皂洗外陰，或者是濫服抗生素，都會破壞原有的酸鹼平衡，菌叢就會發生紊亂，婦科炎症就開始肆虐了。

這個時候，我都會推薦患者用陳艾煮湯洗陰部。每天拿一小把乾艾草浸泡在水裡，用旺火煮開後再用中火煮十五分鐘。撈出艾草扔掉，並將艾葉湯倒入消過毒的盆中。晾到溫度合適時，自己再坐進去，讓艾葉湯薰蒸陰部二十分鐘，再洗淨即可。注意，過程中千萬不要加冷水。

我常常告誡女性朋友，與其用各種高級的清潔液，還不如遵從老祖宗的教誨，用天然的艾葉湯清洗，這是給私處最天然溫和的呵護。其實，妳善於觀察的話，很多清潔液

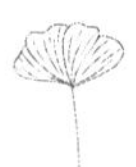

裡都含有艾草這個成分。

艾草性溫，五行屬火。以艾草的活力，沖出陰道內的濁物，這是古代醫者們常用的方法。《本草綱目》記載：「艾，可作煎，治下部𧏾𧏾，利陰氣，生肌肉。」如果妳在熏艾藥湯的基礎上，再配合按摩的話，效果會更加好。晚上九點，三焦經當令時，女人的任脈和脾肝腎三條陰經都在中極交匯，中極匯聚了四條經脈的氣血，是治療陰道大部分疾病的終極之道。而中極五行屬水，按揉中極，就能沖走陰道裡的污濁之物，讓女人神清氣爽。因此，每天晚上按揉中極十分鐘，是治療陰道炎的終極之道。

所以，妳看，這麼一株毫不起眼的艾草，幾千年來承載了多少女人的幸福，從小到大，妳都能用得到它。有一年春天，我去韓國出差，剛好是艾草大量上市的時候。在韓國的大街小巷，隨處可見艾草糕、艾草餅、艾草湯、艾草粥、艾草茶等各色食物。細問一下才知道，在韓國女人眼裡，艾草不僅能美容、提神，還是預防成人病的良藥，可謂是女人最好的補藥。

暢通氣血和「好朋友」和平相處，妳會更快樂

丈夫的公司新來一個祕書名叫瑪平，她的年紀很輕，才剛剛二十歲，說話輕言細語，很招人喜歡，人長得也很漂亮，雖然瘦了一點。但她的工作做得很稱職，丈夫他

很滿意。

過了一段時間，有天早上吃飯，丈夫對我說，妳們女人真麻煩，每個月都要請一兩天假，弄得我這幾天要親自處理所有事情。我說，大概瑪平來月經了，不太舒服需要請假。

又過了一段時間，瑪平從每個月請二天假，延長到請五天假。最長的一次，竟然請到十天，據說是回爸媽家調養去了。

那天，是星期六，我剛好去老公公司找他，瑪平正好在值班。我看辦公室沒什麼人，想起這事，就順便問問她。

瑪平也是一個直爽的人，就一五一十的把前因後果跟我說了。她以前也不會痛經，最近這一兩年，每次來月經都痛得死去活來，不請假是根本支撐不住的，而且顏色特別深，有很多血塊，有時候感覺自己都要虛脫了。

痛經有原發性和繼發性兩種。瑪平這種屬於繼發性痛經，大多是寒症。現在的女孩子都喜歡穿裙子，低腰褲，露臍裝，冬天也不愛穿保暖褲。像瑪平這樣的年輕女孩，每當夏天到來，辦公室裡開著很低的空調，自己還穿著短裙，腳下踩著高跟鞋，工作中也大多是站立的姿勢，自然寒氣來襲。當寒毒在身體裡越積越多，再加上精神和工作的壓力，痛經自然就找上門來了。

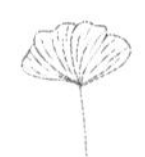

根據我多年的經驗總結，大多數痛經都是被凍出來的。既然是凍出來的，那就好辦了，給妳的子宮加一團火就好了。中醫講「寒證熱治」，既然這種痛經是凍出來的，那麼我就用艾草來對付它。我告訴瑀平，每天晚上都來我家一趟，在九點三焦經當令之時，在關元、水道、歸來穴用艾條來熏。艾草性溫，入肝、脾、腎經，能溫暖子宮、祛除寒溼、疏通經絡。關元穴補元氣、固根本、增加自身正氣，用以驅逐寒邪；水道、歸來專治痛經，又臨近子宮，是子宮的守護神，能第一時間溫暖子宮。

堅持兩個月後，瑀平的痛經現象逐漸好轉。

如果不方便用艾條來熏的話，那在這裡我教給大家一些按摩的手法。中醫講「痛則不通」，氣血不暢很多情況下都是因為經絡不通導致的。透過按摩，可以打通經絡鬱結，疏通氣血運行，使經血順利排出體外。具體方法有二：一是斜擦小腹兩側。先將雙手搓熱，置於小腹兩側，從後向前斜擦，方向朝外生殖器，不要往返擦動，方向要一致，以摩熱為度。這個方法可以疏肝理氣，止痛調經。二是按摩小腹。雙手相疊置於小腹中間，緊壓腹部，慢慢按摩腹部，以一分鐘二十次左右的頻率進行，直至小腹內有熱感為宜，共五分鐘。這個方法可以促進小腹內微循環，具有調經止痛的作用。

如果說痛經是女人一道坎的話，那麼月經不調則是女人一生中許多坎坷的小溪流。身為女人，一輩子多少都要碰到幾次月經不調的現象，不是經期提前，就是經期推後，不然就是量太多或是過少，雖然不是什麼大病，但卻總影響人的心情。

在我還年輕的時候，那時候我一邊考中醫，一邊又上班，在家裡還要帶孩子，碰巧我父親的身體也出了點問題，一時間各種生活壓力湧向我，弄得我筋疲力盡。那段時間，我的月經也很不正常，經常是十幾天來一次，時間還拖得很長。可那時候，我沒有心情顧得上這些，就沒管它。等到生活秩序恢復正常後，說來也奇怪，月經就恢復正常了。

於是，我就總結出：月經不調還和妳的心情、工作壓力有關。除此之外，先天不足、七情所傷、外感六淫、多產房勞、臟腑受損等，都有可能引起月經不調。偶爾一兩次因環境改變、情緒變化導致的月經不調，也不必太驚慌，調節好自己的生活習慣和心態，月經自然就會好了。但長期月經不正常就值得妳多加注意了。

具體來說，月經不調可以分為以下幾類：一是血虛型月經不調。證見月經後期，量少色淡，質清稀，伴有眩暈，失眠，心悸，面色蒼白，神疲乏力，舌淡，脈弱無力；二是腎虛型月經不調。證見月經初潮較遲，經期延後，量少，色正常或暗淡，質薄，伴有腰痠背痛，舌正常或偏淡，脈沉；三是血寒型月經不調。證見月經後期，量少色暗，有血塊，或色淡質稀，伴有小腹冷痛，喜溫喜按，得熱則減，或畏寒肢冷，小便清長，大便稀薄，舌淡，苔薄白，脈沉緊或沉遲無力；四是氣鬱型月經不調。證見月經後期，

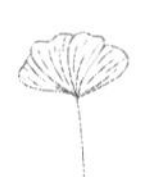

量少色暗有塊塊，排出不暢，伴有少腹脹痛，乳脹脅痛，精神憂鬱，舌正常或稍暗，脈弦澀。

知道了原因，自然就有相應的措施。中醫養生的核心就是陰陽平衡，即秉承「寒者熱之，熱者寒之，實者瀉之，虛者補之」這一治療原則，促使陰陽偏盛偏衰的異常現象得以糾正，恢復其相對平衡狀態。治療月經異常，同樣也是遵循這個宗旨。血虛就要補血，那就吃黃酒加烏鱧頭灰：烏鱧（黑魚）頭一個，黃酒適量。將烏鱧頭曬乾後煅灰備用。每日兩次，每次用量為五到十克，黃酒送服，月經前開始服用，連服三到五天，可以很好的養血滋陰，活血消瘀；腎虛就補腎，那麼就吃桂圓蓮子粥：桂圓肉二十克，蓮子二十克（去心），粳稻一百克，一起煮粥食用，方便、簡單又實用；血寒就用溫補法，那麼對應的策略是溫經散寒的當歸泡甜酒，當歸三十克，肉桂六克，甜酒五百克，用甜酒浸泡前兩味藥一週以上，方可服用，每日一到兩次，每次三十到六十克；氣鬱就要疏肝理氣，懶人就去藥店買點逍遙丸，喜歡親自動手製作的人就用香附十克，川芎六克，紅糖五十克，一起煎湯去渣服用。

這樣對症配藥下來，什麼問題都能一一解決掉。

不過，月經雖然調理好了，也要學會管住自己的嘴。女人是很嬌貴的生物，特別是月經期間，不要貪吃過於辛辣的食物，以免耗傷陰血，或者讓燥熱迫使血液下行，導致月經提前、經血量過多；也不要吃太多冰棒、冷飲之類寒涼的食物，以免寒氣把血凍住，運行不暢，而導致月經延後或量少。只有氣血暢通，月經正常，妳才會更健康、更快樂。

最有效的氣血按摩方法，養護乳房一生無憂

生氣，如果沒有發洩出去，停留在體內的話，中醫叫「濁氣」。如果濁氣積累多了，停留在胸部，就變成了邪毒，於是乳腺增生就產生了。

有一次，看到一本男性雜誌上說，世界上有兩種女人最難對付。一種是什麼話都不說，什麼事都悶在心裡，卻莫名其妙朝妳發脾氣，弄得妳丈二和尚摸不著頭腦的「小心眼女人」，還有一種是事事都追求完美，事事都親力親為，像皇太后一樣操控著後宮(家裡)的「強勢女人」。前者太悶，老讓妳去猜，這樣太累人；後者太強悍，滅了男人的威風。

不過，從健康的角度來看，這兩種女人也是最易患乳腺疾病的。女人的情感末梢天生細膩，喜歡生氣，生太多的氣如果不發散出去，就容易傷到身體。男人生氣傷肝，女人生氣傷乳腺和子宮。乳腺走脾胃系統，子宮走肝。氣上升，會傷到乳腺，下沉就傷子宮。

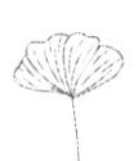

曾經，有一個患者大概四十多歲，是一個設計公司的總監。半年前，她的乳房經常脹痛，月經前脹痛得厲害，月經後會稍微減輕一些。問一下身邊的女姓朋友，大多都有這樣的現象，她也就沒放在心上，照樣忙忙碌碌。

但是，之後的半年裡，她的身體時不時和她開些小玩笑，痛經、腰痠背痛、大便乾燥等症狀時不時地襲來，心情也越來越差，她變得很煩躁，看誰都不順眼，總是想發脾氣。最近，她發現乳房這塊脹痛得厲害，有時候睡著了也會硬生生的給痛醒，肩膀、腋窩、胳膊都跟著疼痛，不得安寧。

後來，在朋友的推薦下，她來到我這裡。我大致詢問了她的情況，然後觸摸她的乳房，感覺裡面有不少邊界不清、質地柔韌、大片狀的腫塊。我又看了看她的舌頭，發現她的舌質淡，舌苔薄白，肝脈弦細，很明顯，這是肝鬱氣滯和痰濁凝結間雜型乳腺增生。

她一聽是這樣的結果，嚇壞了，就問我還有多久的生命？我大笑著說，沒那麼嚴重，還沒到乳腺癌的地步，只是有一些乳腺增生，和妳長期的生活習慣有關，比如說生太多的悶氣，就會加重。

她說，難怪我在公司看到設計稿不如意生氣的時候，就覺得這個地方痛。那該怎麼辦呢？

乳腺增生屬於中醫的「乳癖」的範疇，主要是氣機不暢，在乳房部出現脹滿疼痛，症狀時緩時劇，疼痛時輕時重。《瘍科心得集》中是這樣描述的：「有乳中結核，形如丸卵，不疼痛，不發寒熱，皮色不變，其核隨喜怒而消長，此名乳癖……」既描述了腫塊的特點，又指出了乳腺增生病與情志變化的關係。

像她這種乳腺增生，可以用按摩穴位，外加多喝疏肝益氣的中藥茶來進行治療。最重要的是心情要開朗，別這樣就以為世界末日要來臨了。

我接觸過很多乳腺增生的患者，大家一聽到這個結果，臉色一沉，心裡就不痛快了。妳這臉色一沉，可別把妳的鬥志都沉沒了。我常常說「病由心生」，生病和心情有很大的關係。心情開朗、經常哈哈大笑的人，大多都是身體健康的。

生氣，如果沒有發洩出去，停留在體內的話，中醫講叫「濁氣」。如果濁氣累積多了，停留在胸部，就變成了邪毒，乳腺增生就產生了。那麼，我們首先要做的工作是排毒。

找一把椅子，記住一定要椅子，別換成沙發等，將雙臂向後伸直，十個手指交叉握拳，然後把拳頭擱在椅背上，吸氣時胸部盡量向前挺，頭往後仰，呼氣時收回，反覆數遍即可。

需要注意的是，吸氣時要吸一大口氣，讓氣先在腹部逆時針轉一圈，然後在胸部也

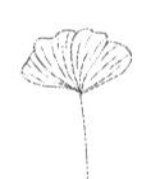

逆時針轉一圈，再緩緩吐出。當氣在身體裡轉圈時，要想像這股氣流正在清理妳體內的邪毒，往外吐氣時，要乾脆俐落，這樣邪毒就全部跑出來了。

如果有心，妳會發現練習時雙手的大魚際正好靠在椅背上。在手部反射區裡，大魚際是心、肺以及整個胸腔呼吸系統的反射區。深呼吸、緩呼氣，讓氣來洗滌、帶出體內的邪毒。因此，每天午睡後，心經當令，抽出半小時來練習，可以瀉胸腔的邪火，令人心情舒暢。正在發育的小女孩練習的話，可以補足氣血，疏通經絡，讓乳房發育正常，身材姣好。

上面的這套按摩方法，妳可以在辦公室練習。回到家後，我再教妳另外一套按摩方法。回到家後脫掉鞋襪，在水裡舒舒服服的泡泡腳，可以坐著取足厥陰肝經的行間穴。行間穴位於人體的腳背側，在大腳趾和二腳趾縫後方的凹陷處。行間穴有疏肝瀉火的作用，每天按摩三到五分鐘，然後再向上按，在足三里這個位置按摩三到五分鐘。足三里可化溼健脾，對消除乳腺增生也有很好的效果。

另外，乳房本身也要按摩。乳腺增生一般在乳房四周，尤其是左、右、下方比較多，在家的時候可以先用熱毛巾熱敷一下，然後在疼痛的部位揉按，力度不要太重，每次揉到疼痛有緩解為止。其中，有個重點穴位要按，那就是乳根穴。乳根穴在乳頭直下，乳房根部，每次按摩十分鐘，能大大提高乳腺增生的治癒率。

如此的按摩一番之後，也別忘記給自己泡一杯「開心疏肝茶」。「開心疏肝茶」由刺五加、枸杞、杭白菊、合歡花、陳皮、百合花組成，用沸水沖泡飲用。刺五加、枸杞平補肝腎；杭白菊清肝火，令眼睛明亮潤澤；合歡花讓人心情愉快，安神解鬱，活血消腫；陳皮理氣除脹；百合花潤肺，去痰濁。這道茶除了月經期間停喝，每天都要喝。

如此這般堅持一到兩個月後再去醫院檢查，保證妳的乳腺增生問題消除。當然，妳心情的好壞也起著決定性的作用。

有人就問，像那種喜歡生氣，生悶氣的人得這種病還好理解。那些事事親力親為的人怎麼也會得這種病呢？這其實是一個相對應的過程。什麼都喜歡親力親為的人，內心的要求必定是完美的。一個人越是表現得完美，越是說明她在極力的控制自己的情緒。可人有七情六欲，長期壓抑自己的感情而不能得到宣洩，除非是出家得道的聖賢人，否則，在情緒無法化解的壓抑狀態下，身體一定會產生不良的後果。過度的壓抑情緒，必然會導致氣滯血瘀。從經脈的循行上來講，足陽明胃經，經過乳中，同時該經脈也是十二條經絡中多氣多血的經脈。當氣滯血瘀於表時，會表現為乳腺增生。

於是就有人說了，做女人真難，太細心不好，生太多氣不好，太完美也不好，那怎麼樣才算好呢？要我說，還是喜怒哀樂隨性而發的性情中人最好，她整天嘻嘻哈哈，把所有的不快都發洩出去了，身體又怎麼會出問題呢？

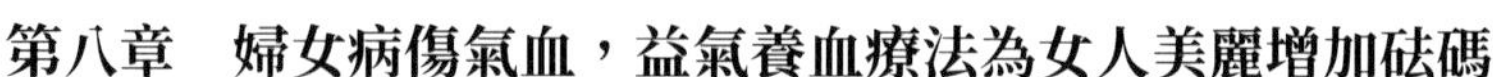

所以，身為女人，一定要懂得如何關愛自己，照顧自己。在這裡，我結合傳統經絡和穴位理論，給大家推薦一整套乳房保健按摩操，每週堅持二到三次，具有調暢氣血、通絡散結、美形保健等作用。姿勢可採取坐姿。

一、**抹推**：左手托乳，右手的四指從乳房外上、外下緣向乳頭方向抹推三遍；右手托乳，左手的四指從乳房內上、內下緣向乳頭方向推抹三遍。

二、**摩搓**：四指併攏，拇指自然張開，將手掌貼近皮膚，以乳頭為中心環摩乳房十圈。雙手交錯，用手掌搓脅肋十下。

三、**指按**：中指點按膻中、期門、乳根、足三里、太衝穴十秒。

四、**揉拿**：拇指和食指揉拿對側乳房腫塊，無腫塊者，揉拿乳房，方向由乳房內側至腋窩處。

五、**托顫**：雙手托住乳房，抖顫乳房三十下。

六、**指擊**：四指指尖輕擊對側乳房，以乳暈為中心，環狀指擊五遍。

學按幾個多氣多血的「女福大穴」，把婦科病一掃而光

有一天晚上，電視上正播放著一位養生專家推薦的養生方法。說現在的男人們生活壓力大，作息無常，導致精子品質下降。專家就推薦大家多按摩腹股溝，可以提高精子

品質。因為腹股溝區是向睪丸輸送精子到達精囊的「交通要道」。話剛說完，台上好幾個男姓朋友真的在大庭廣眾之下按摩起來。台下的女觀眾則一個個不好意思的偷笑起來。

如果說，按摩腹股溝是維護男人的「命根子」的話，那麼對女人來說，按摩一些重要穴位，就等於給女人的健康保駕護航，讓妳一生幸福。

和男人相比，女人要經歷初潮、生育、節育、絕經等特殊時期，每一個時期呵護不好，都會給身體造成困擾，像月經不調、白帶異常、子宮肌瘤等疾病。

前段時間，我接觸過一個患者，是一個三十五歲有著優雅的外表的女人，她從事程式設計師的工作，有房、有車，但就是沒有男朋友。幾個月前，她無意摸到自己的下腹部有一個雞蛋大的包塊，剛開始她還沒有放在心上。隨著時間的推移，她總感覺肚子脹大了，以為自己發福了，就拼命的減肥。結果，不僅沒有減掉肚子上的肉，腹部反而越來越大，排尿的次數也增多了，就連月經週期都發生了變化。周圍的人都對她產生懷疑的目光，一個連男朋友都沒有的人，怎麼可能這麼像孕婦呢？她自己也覺得有點奇怪，就到醫院去檢查，結果嚇一跳，原來是卵巢囊腫。

要知道，她是一個還沒有結婚的女人，就得了這麼一個「怪病」，自然很是傷心。

卵巢是女人身體裡重要的器官，肩負著重要使命，同時也是腫瘤的好發部位。引起卵巢囊腫的原因除了一些疾病因素外，跟外界環境、工作壓力、家庭矛盾以及體質、心

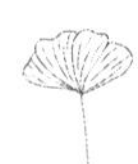

理調節能力等都有關。

她由於害怕做手術會在腹部留下一道難看的疤痕，就拿著化驗單找到我，希望我用中醫的方法為她治療。我一邊看著她的化驗單，一邊從各方面了解問題，最後判斷她是「氣滯型」囊腫。這類女性看上去從不生氣，但內心裡卻嫉妒、憂鬱、敏感多疑、性格孤僻。

我請她每天下午五點到七點（腎經當令之時），練習抱腿壓湧泉穴二十分鐘，可以坐在床上或沙發上，右腿向後屈起。用鼻子深深吸氣，同時左腿往頭臉的方向抬起，伸出雙手，將雙手的四指併攏壓在腳底的湧泉穴上。抬起的腿一定要伸直，不能彎曲。雙手壓住湧泉時，吸進的氣要快速到達卵巢部位，並從卵巢中央向湧泉的方向衝擊。堅持一分鐘再吐氣，吐氣時猛然鬆開壓著湧泉的雙手，想像卵巢囊腫從湧泉猛然彈出。練完左腿，再練右腿。如此反覆練習二十分鐘為宜。年紀比較大，平衡性較差，或者初次練習的女性，就躺在床上做好了。一條腿繃直放於床上，緩緩抬起另一條腿，伸出雙手，四指合抱按壓在湧泉穴上，這樣就非常安全了。

有人會問，這是什麼歪理？一個囊腫可以用按摩湧泉穴治好？這個問題問得很好。中醫認為，卵巢囊腫五行屬水。湧泉是腎經的井木穴，五行屬木，為腎經之子穴。母親（腎）有難了，兒子（湧泉）肯定要來救助。因為，《黃帝內經．本輸》說：「腎出於湧泉，湧泉者足心也。」練習抱腿壓湧泉，湧泉的衝擊，繃腿、收腿的互換動作起到對腎經的按摩作用，把腎裡的卵巢囊腫塊化散開來，然後從經脈排出去，湧泉正是不二人選。

其實，我們身上還有很多類似於湧泉穴這樣以一敵百的穴位。比如八髎穴，八髎位於骶椎，又稱上髎、次髎、中髎和下髎，左右共八個穴位，分別在第一、二、三、四骶後孔中，合稱「八穴」。八髎這個區域，正是盆腔所在之處，鄰近胞宮（子宮、卵巢、附件的統稱）。這個區域的皮肉，應該是很鬆軟，能捏起來的。如果不鬆軟，說明經絡肌膚之間有黏附，這種黏附，正是體內，尤其是胞宮有毛病的外在表現。而婦科的一切疾病，都與胞宮緊密相連。

搓八髎，對於女性的月經不調、月經過多或過少、閉經、白帶異常、子宮疾病、卵巢疾病、盆腔病、附件炎、泌尿系統疾病、腎系統疾病、乳腺疾病等，全部都可以調治，而且操作方法簡單，還沒有任何副作用。

八髎有調治婦科疾病的功效，早在《黃帝內經．骨空論》中就有明確的記載：「腰痛不可以轉搖，急引陰卵，刺八髎與痛上，八髎在腰尻分間」。這裡的腰痛包括了腎部疾病，因為腰為腎之府。「陰卵」在女人指的就是盆腔、子宮、卵巢、陰部、泌尿系統。另外，八髎五行屬水，擅長調節全身的水液，疏通氣血。凡是婦科疾病，都跟氣血有關。

因此，每天晚上看電視的時候，聽音樂的時候，臨睡前都可以搓八髎，可以自己獨

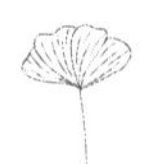

立操作，但最好是請妳的老公幫忙，這樣能調和陰陽，協調臟腑，通經活絡的效果更好，還能增進夫妻感情。

以一敵百的穴位除了八髎穴外，還有前面說過的三陰交、三焦經穴，對婦科都有幫助。曾經，有一位患者說這幾年過得一點也不開心，得了盆腔炎，吃了很多藥，病況卻總是時好時壞，反反覆覆，最後弄得自己都沒信心了。

盆腔炎是一個複雜的病，它從來都不是單獨出現的，而且反覆發作的機率非常大。我跟她說，可以不吃藥，也不要打針，天天堅持「髖部按摩」，堅持幾個月就可以治癒。髖部按摩法很簡單，雙手叉腰，雙腳呈外八字站立，盡量踮起腳尖，然後後腳跟自由落下，讓腰髖部重重的顫兩下。

腰髖部在身體的中間，是氣血上下通行的必經之處。這位患者是一位程式設計師，一天到晚總是坐著，腰髖部一整天基本處於靜止狀態，氣血很容易阻塞不通，為溼熱、寒邪提供容身之所。每天多進行髖部按摩，那麼這一區域，特別是任衝二脈的氣血就會流通起來，盆腔炎等婦科疾病也就不存在了。

總之，人之所以會生病，主要是氣血不通。上面不通，堵在乳房這裡，乳房就會出問題，下面不通，堵在髖部，婦科就會出問題。身為女人，要學會時常和自己的身體對話，學會一些重要的氣血按摩穴位，調氣養血，才能真正的從裡到外健康、漂亮。

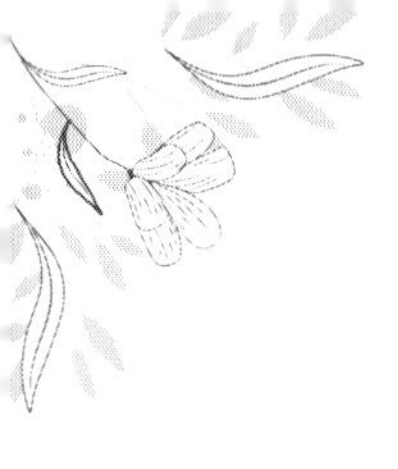

附錄：悉數女人十二經脈中的氣血保健要穴

第一個穴位，在小指尖端。它屬於手少陰心經，經常摩擦、按壓小指尖端有利心臟健康，胸悶，心慌，暈車，暈船時，用力重掐小指尖端，也能迅速緩解不適症狀。

第二個穴位，在拇指尖端。它屬於手太陰肺經，經常摩擦、按壓拇指尖端有宣肺、利肺的功效，有助於維持呼吸系統健康。尤其是在秋季，經絡運行到手太陰肺經，更是進行呼吸系統保健的最佳時機。此外，咳嗽時用力重掐拇指尖端，還能緩解咳嗽症狀。對於女性朋友來說，按摩此經脈，具有增加面部色澤的作用，對臉色白，指甲蒼白或暗紫的效果較好，同時可起到改善情緒激動、消除疲勞，減少皺紋的作用。

第三個穴位，在手掌中央。它屬於手厥陰心包經，經常用食指指關節擠壓手掌中心能促進全身血液循環，能增加臉部紅潤，減少皺紋，並能寧心安神，鎮定神經。對調理月經，膚色都有一定功效。此外，還有利於心臟健康。

第四個穴位，在肩窩。它屬於手少陽三焦經，用力按壓肩窩處，不僅能調節全身體液循環，增強免疫能力，還能刺激大腦皮質，放鬆神經，改善頭痛、耳鳴、目痛、咽喉痛等身體不適。對臉部痤瘡、酒糟鼻等症有較好療效。洗澡時利用熱水柱按摩肩窩也是

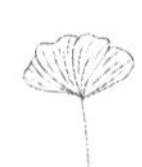

不錯的方式。

第五個穴位，在曲肘外側凹陷處。它屬於手太陽小腸經，按摩手肘外側凹陷處能進行小腸保健，促進營養吸收。可改善枯暗無澤的膚色，使皮膚恢復潤澤，對皮膚過敏和暗瘡，溼疹有一定的作用。女性患貧血症狀者經常按摩此處更是好處良多。

第六個穴位，在鼻翼兩側。它屬於手陽明大腸經，用食指指腹輕輕按壓鼻翼兩側對大腸健康有益，便祕或腹瀉時按壓此處對症狀也有一定改善。

第七個穴位，在腳底中心。它屬於足少陰腎經，睡前按摩能提高睡眠品質，清晨按摩能帶來整天的旺盛精力。常常按摩更可改善過敏體質，對色斑，臉色晦暗，臉部浮腫有較好的作用。建議用彎曲的食指關節擠壓兩分鐘左右。

第八個穴位，在腿伸直時膝蓋內側凹陷處。它屬於足太陰脾經，可用拇指按壓或熱水熱敷。按壓時盡量用力至感到明顯痠脹。經常操作能調理脾臟功能，對面色枯黃、皮膚粗糙、毛細血管破裂有較好的作用，能有效的制止臉部痤瘡的出現，同時能改善消化系統的消化功能，既可減肥，又能健體。

第九個穴位，在大腿根部。它屬於足厥陰肝經，摩擦大腿根部至發熱，能促進肝臟造血和排毒。對黃褐斑、妊娠斑、痤瘡、臉色晦暗，臉色黑等有較好的療效，並能促進乳房發育，解除乳房脹痛。為避免皮膚受損，建議在潤膚乳或沐浴乳的滋潤下進行。

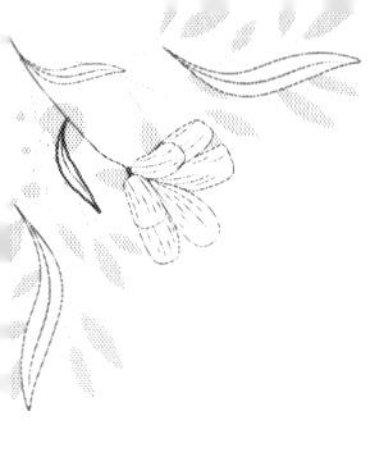

第十個穴位，在外眼角。它屬於足少陽膽經，閉眼，用中指指腹按壓外眼角是促進膽囊健康的有效方法，此外還有明目的功能。

第十一個穴位，在臀橫紋中央。它屬於足太陽膀胱經，按壓臀橫紋（臀部和大腿根部相間的地方有一條凹進去的橫線就是）中央有利膀胱健康，可改善由於各種原因引起的雀斑和妊娠期、產後內分泌紊亂所致的蝴蝶斑，可改善皮膚過敏，毛髮焦枯，口唇淡白，目痛多淚等症狀。

第十二個穴位，在足背橫紋（足部與小腿相間的地方凹進去的橫線就是）中央。它屬於足陽明胃經，足陽明胃經本身有雙向良性調整作用，因此具有減肥的效果。胃經還可調整內分泌，可治療臉部痤瘡，改善面部皮膚顏色，治療口眼歪斜，還有隆胸豐胸，促進乳腺發育的功能，亦可治療不思飲食，失眠和消化不良等病症。

電子書購買

國家圖書館出版品預行編目資料

小女人的氣血診療室：讓妳即使素顏，也能美到發光！/ 宸羽著 . -- 第一版 . -- 臺北市：崧燁文化事業有限公司 , 2021.10

面； 公分

POD 版

ISBN 978-986-516-871-1(平裝)

1. 中醫 2. 養生 3. 婦女健康

413.21 110016343

小女人的氣血診療室：讓妳即使素顏，也能美到發光！

臉書

作　　者：宸羽

發 行 人：黃振庭

出 版 者：崧燁文化事業有限公司

發 行 者：崧燁文化事業有限公司

E-mail：sonbookservice@gmail.com

粉 絲 頁：https://www.facebook.com/sonbookss/

網　　址：https://sonbook.net/

地　　址：台北市中正區重慶南路一段六十一號八樓 815 室

Rm. 815, 8F., No.61, Sec. 1, Chongqing S. Rd., Zhongzheng Dist., Taipei City 100, Taiwan (R.O.C)

電　　話：(02)2370-3310　　傳　　真：(02) 2388-1990

印　　刷：京峯彩色印刷有限公司（京峰數位）

定　　價：360 元

發行日期：2021 年 10 月第一版

◎本書以 POD 印製